KB271333

내 눈 속의
한의학 혁명

이 도서의 국립중앙도서관 출판시도서목록(CIP)은 e-CIP 홈페이지(http://www.nl.go.kr/ecip)와 국가자료공동목록시스템(http://www.nl.go.kr/kolisnet)에서 이용하실 수 있습니다. (CIP제어번호: CIP2012002543)

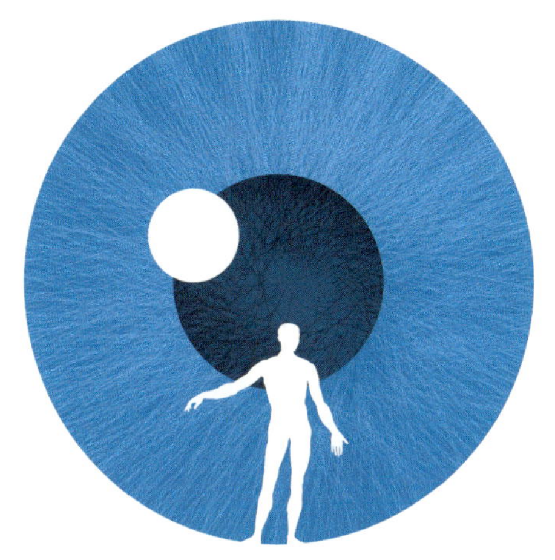

내 눈 속의
한의학 혁명

홍채진단과 침 10개가 만나 이룬 기적

박성일 지음

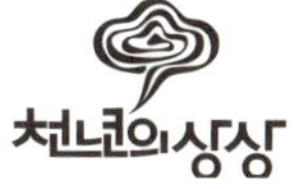

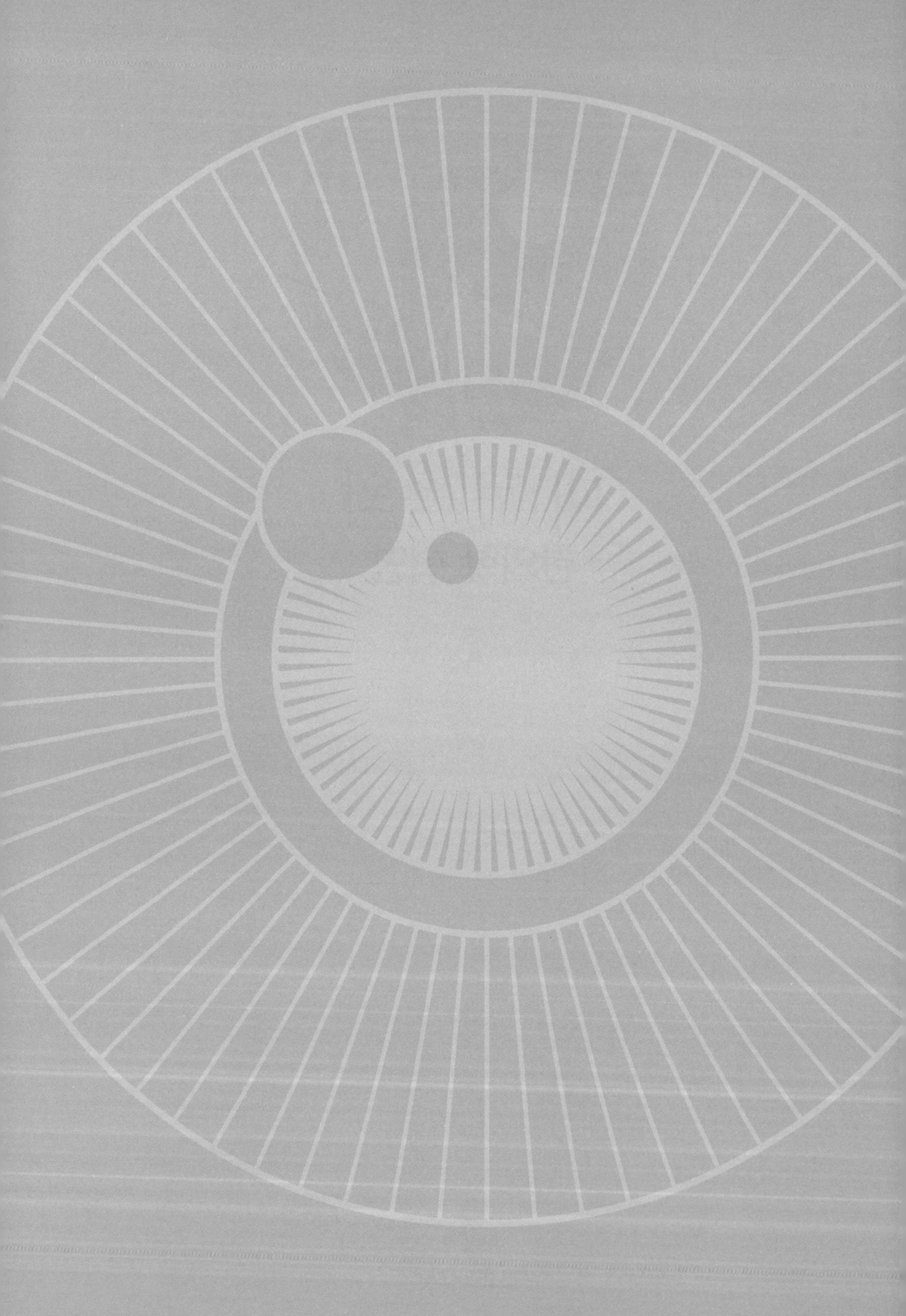

신록의 푸르름이 꽃보다 아름답다는 5월, 나의 사랑하는 박성일 박사가 내가 못한 한의학(韓醫學)의 객관화에 평생 심혈을 기울이더니, 비로소 그 결실인 《내 눈 속의 한의학 혁명》을 세상에 내놓았다. 청출어람(靑出於藍)이 아닐 수 없다.

정확히 만 35년을 경희의료원 한방병원에서 수많은 난치병 환자를 진료했는데 그때 우리는 필요하면 X-RAY나 초음파 검사 등을 어려움 없이 의뢰할 수 있었기 때문에 한방진단의 객관화에 특별한 관심을 기울이지 못했던 것이 사실이다.

그러나 박성일 박사는 20여 년을 체질의학과 홍채진단을 접목하는 데 매달렸으며, 체질감별의 객관화와 함께 한방치료 기술의 발전에 매진했다. 그에 관한 논문도 수없이 발표했다.

한의학의 기본 자세는 "미병이치지(未病而治之)"라 할 수 있다. 즉 병이 되기 전에 미리 예방해야 한다는 것이며, 체질적으로 허점이 있는 부분을 보완해주면 그만큼 병마에 시달리지 않을 수 있다는 것이다. 이 것이 와전되어 "한약은 보약밖에 없다"는 인식이 사회에 퍼져버렸지만 말이다.

만성 위장 질환, 간 질환, 과민성대장증후군, 파킨슨병, 궤양성대장염, 크론씨병, 아토피성 피부 질환 등 무수한 난치병 환자를 진료하면서 나 역시 체질감별의 필요성을 절실히 느꼈고, 확실히 체질감별을 이용하면 치료율이 획기적으로 제고되었다.

박성일 박사는 "멀리 유럽에서 건너온 이 홍채의학이 갈수록 소심해져만 가는 우리 한의학에 어떤 선물이 될지, 진단에는 약하고 치료에는 강하다는 한의학의 현주소를 어떻게 바꿀지 함께 지켜볼 때가 온 것 같다"고 강조한다.

그러나 이 새로운 발견이 단지 한의학의 발전을 위한 학문에 그쳐서는 안 된다. 전 인류가 화학약품의 홍수에서 벗어나도록, 의료계의 잘못된 풍토가 바뀌어 좀 더 편안하고 안락한 지구촌이 되는 데 기여하기를 바란다.

2012년 6월,
무악동 진료실에서
다움 류기원

의학이 돈 버는 기술로 오해되는 사회에서 건강을 위한 충고는 상술로 취급받기 십상이다. 오죽하면 "신은 죽었다"고 선언한 철학자 니체가, 신이 죽은 자리를 도리어 건강의 여신이 차지한 것을 두고는 100여 년 전에 이미 한탄을 퍼부었을까. 이토록 오래된, 건강에 대한 사람들의 신앙심은 과학이 아무리 발달해도 약해질 것 같지 않다.

인간의 욕망이란 그저 타자가 지정해주는 욕망에 지나지 않음을 간파한 정신분석학자 라캉은 진정한 주체라면 자신의 욕망에 따라 행동해야 한다고 강조했다. 서양철학이 끈질기게 인간의 언어와 사유 그리고 욕망에 대해 탐구했다면, 동양의학은 인간의 칠정(七情)과 오욕(五慾)이 질병을 일으키는 주된 원인임을 밝혔다. 결국 인간을 추동하는 욕망과 충동은 인간행동의 원동력이면서 동시에 질병 발생의 근원이라 할 수 있다. 그렇다고 해서 욕망이 만병의 근원이라 하면 이는 경솔한 말이다. 욕망은 생명현상의 기본 에너지이기 때문이다. 더욱이 충동은 호르몬을 분비하고 신경계를 활성화하는 작동원리이기도 하다.

건강에 관한 정보가 넘쳐나는 세상이지만 기껏해야 "마음을 비우라"며 도사가 되기를 권하는 내용이거나 "이런저런 것을 먹어보라"며 오히려 또 다른 욕구만 부추기는 경우가 많다. 정말로 중요한 것은 자기 자신이 타고난 고유의 생명적 특성에 초점을 맞추는 것인데, 그런 정보는 의외로 흔치 않다.

사상의학을 창시한 이제마는 1900년 8월 21일 예순넷의 나이에 자기 진료소 보원국의 초라한 안방에서 숨을 거두었다. 죽기 직전까지도 함흥 만세교 부근의 그 보원국에서 환자를 돌보며 사상의학을 집대성하는 책을 집필 중이었다고 한다. 그는 환자들에게 좁쌀 한 봉지 이상의 약값은 절대 받지 않는 의사였다. 이제마는 몇 번이고 원고를 고치고 또 고쳤지만 끝내 책을 완성하지 못했고, 그가 세상을 떠나고 1년 뒤 제자들이 그《동의수세보원》을 간행했다.

이 책에서 이제마는 인간을 네 가지 유형으로 나누었다. 충동적으로 분노하기를 잘하고 지식은 부족하지만 의리가 강한 박인(薄人), 희열을 추구하고 탐욕이 많아 어진 마음이 부족하지만 예의를 중요시하는 탐인(貪人), 근력이 약해 게으르고 의리는 없으나 머리는 총명하고 자존심이 강한 나인(懦人), 방종하기를 좋아하고 예의는 없으나 자비심이 많고 정신세계가 넓은 비인(鄙人)이 그것이다. 육체적 충동이 강한 박인이 곧 소양인이고, 육체적 욕망이 강한 탐인은 태음인이며, 정신적 충동이 강한 나인은 소음인이고, 정신적 욕망이 강한 비인은 태양인이다. 이것이 바로 이제마가 구축한 사상체질분류다. 인간의 마음을 구성하는 심리상태와 정신세계가 오장육부의 선천적 강약과 불가분의 관계임을 밝힌 매우 획기적인 체질이론으로서 한국체질의학의 뿌리다. 이제마는 인간의 정신에 관한 깊은 사유와 몸에 관한 오랜 관찰을 통해 철학인 동시에 의학인 사상체질론을 후세에 남겼다.

"인간은 무엇으로 구성되어 있는가?"라는 생물학적 탐구가 "나는 누구인가?"라는 철학적 질문을 대신한 지는 꽤 오래되었다. 그리고 이제 갖가지 유전학적 연구가 각 개인의 근원을 이해하는 데 중요한 정보를 제공하는 시대가 되었다. 그에 따라 이 땅에서 500년 전에 이룩한 허준의 《동의보감》과 120여 년 전 이제마의 《동의수세보원》은 새로운 의미와 가치를 지닌 채 우리에게 다가온다. 우리 고유의 의학에 대한 과도한 열등감에서 벗어날 때가 되었다는 이야기다.

《주역과 중국의학》을 써서 유명해진 중국의 의학자 양력(楊力)이 2010년 《황제내경 체질양생법》이라는 책을 베이징에서 출간해 화제가 되었다. 그는 이 책에서 사람을 생리적으로 다섯 가지 체질(열성체질, 한성체질, 습성체질, 조성체질, 풍성체질)로 분류하고, 병리적으로 열 가지 체질(양허질, 음허질, 기허질, 혈허질, 담습질, 습열질, 한습질, 혈어질, 기울질, 풍체질)로 분류하여 각 체질별 특징과 양생법을 설명했다. 그러나 구체적인 체질분류법에 관해서는 새로운 방안을 내놓지 못한 채 중의학이 지난 2000년간 써온 방식 그대로 몇 가지 성격과 기질 그리고 증상들로 구별해 분류한 것이 전부다.

그러나 이제마는 이미 120여 년 전에 오장육부의 크고 작음, 기능적 강약에 따라 체질을 정확히 분류해냈다. 또한 나는 유럽에서 태어난 '홍채의학'을 한의학적 검진과 분류 방식에 접목해 임상에서 실현하는 동안 이제마의 사상체질론이 얼마나 탁월하고 정확한지를 확인할 수 있었다. 멀리 유럽에서 건너온 이 홍채의학이 갈수록 소심해져만 가는 우리 한의학에 어떤 선물이 될지, 진단에는 약하고 치료에는 강하다는 한의학의 현주소를 어떻게 바꿀지 함께 지켜볼 때가 온 것 같다.

내가 독일과 러시아에서 기원한 '홍채진단법'을 임상에 적용한 지도 어언 20년 가까이 되었다. 홍채 속에서 환자의 선천적 허약기관만이 아니라 충동과 욕망의 정신적 구조까지 관찰하게 된 것은 분명 이제마의 사상의학에 기초한 체질론이 내 머릿속 깊이 자리한 덕분이다. 또한 한의학적 개념과 치료법을 배웠기에 홍채가 보여주는 개인의 병리적이고 유전적인 이미지를 보다 잘 해석할 수 있었다. 이는 곧 한의학의 과학적 가치를 발견하는 일일 뿐만 아니라 현대의학의 부족 부분을 보완해주는 일이며, 동시에 한의학이 독자적 영역을 확보하는 것이 의학 전체의 발전에 도움이 된다는 점을 다시 한 번 확인하는 계기가 되어주었다.

홍채를 보면 이제마가 말한 대로 소양인의 열체질 홍채, 태음인의 습체질 홍채, 소음인의 한체질 홍채, 태양인의 조체질 홍채가 명확히 구별된다. 그동안 과학적으로 설명하기 곤란했던, 너무나 관념적이던 한의학 용어 '한·열·조·습'이 그림으로 보는 것처럼 구체화된다. 한의학이 얼마나 과학적인 의학이었는지를 나는 '홍채의학'을 통해 도리어 확인하게 된 것이며, 그래서 정말 기뻤다.

이제마로부터 시작된 조선의 체질의학 속에서 중국 진한시대로부터 전해오던 《황제내경》 이후의 한의학 전체를 구원하는 실마리를 찾아낼 줄은 나조차 미처 예상하지 못했던 일이다. 그런 면에서 이 책은 체질의학의 본질을 새로이 발견해 그것을 완성시키는 제2의 출발점이 될 수 있으리라 믿는다. 홍채 속에 숨겨진 유전적 요인을 찾아내 체질을 발견하고 치료한 결과물을 알리는 첫 번째 보고서로서 이 책이 그 나름의 역할을 하고 우리 한의학의 진면목을 조명하는 데도 기여하기를 바라는 마음이다.

2012년 6월
박성일

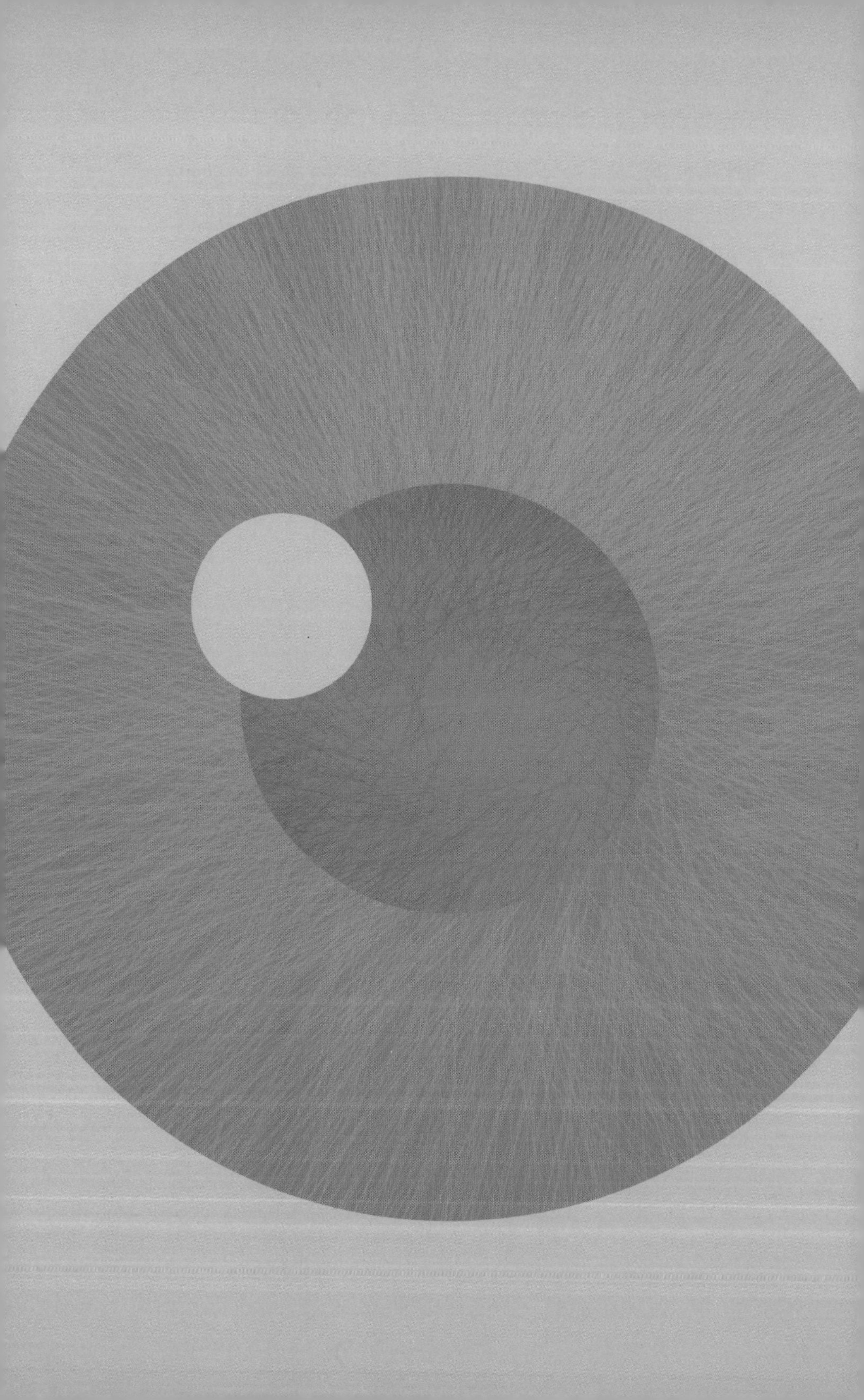

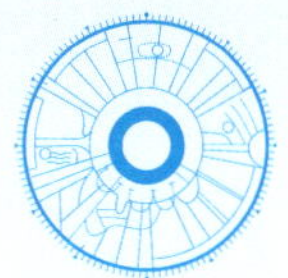

1 홍채, 내 눈 속의 건강 지도

홍채를 보면 체질이 보이고, 체질을 알면 치료가 보인다   17

1

홍채, 내 눈 속의 건강 지도

홍채를 보면 체질이 보이고, 체질을 알면 치료가 보인다

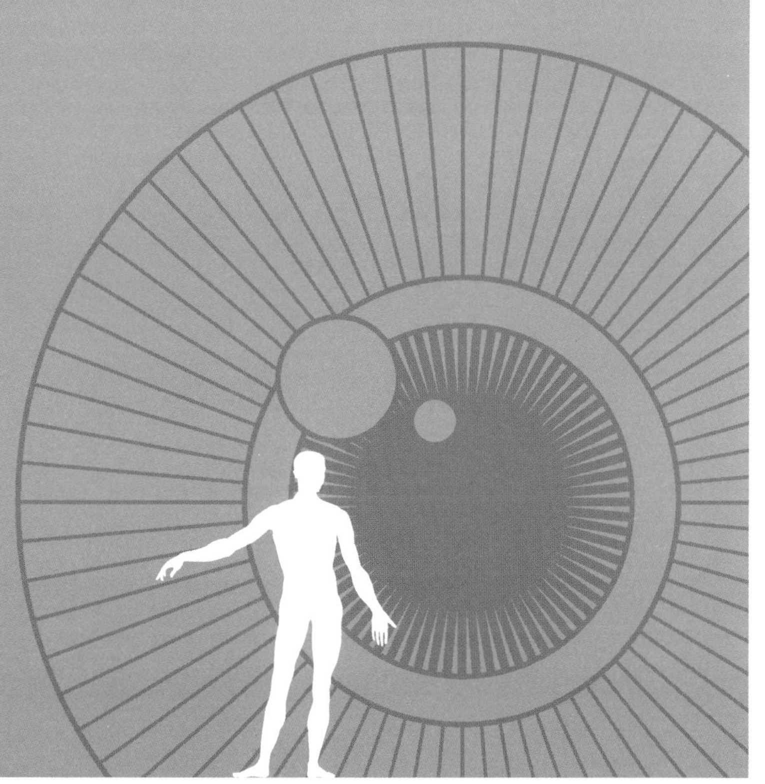

왜 홍채인가?

침 10개의 기적, 그 열쇠는 홍채진단

한의사들이 사용하는 1회용 침 한 쌈에는 정확히 침 10개가 들어 있다. 한 쌈 값이 300원 정도인데, 그 침 10개로 내가 우울증 환자를 즉시 날아갈 것 같은 기분으로 만들어줬다거나 15년 묵은 두통을 단 5분 만에 씻은 듯 사라지게 했고 5년 동안 점점 처지기만 하던 눈꺼풀을 15분 만에 올려붙였다고 말하면, 아마도 어쩌다 우연히 일어난 일이라고, 과장된 이야기에 지나지 않는다고 생각할 것이다. 나아가, 혹시라도 침 한 번 맞고 기분이 좋아졌다 치더라도 자고 나면 그 환자는 도로 우울해졌을 것이고 15년 된 두통 역시 며칠 지나 또다시 시작되었을 것이며 15분 만에 올라붙은 눈꺼풀도 원래 자리로 내려왔을 것이라고 추측하리라.

한의사인 나는 우울증과 난치성 두통 그리고 안검하수증을 겪는 그 환자들에게 항우울제와 진통제 그리고 호르몬제 같은 것을 처방한 게 아니다. 그저 침 10개로 팔과 손 그리고 다리와 발의 침자리 열 곳에 20분간 침을 놓았을 뿐이다. 그리고 환자들의 고통은 이내 사라졌다.

여기까지 읽고 나면, 어떤 이는 "당신은 거짓말을 하는 한의사거나 귀신일 것이다. 그게 아니라면 결국 당신은 못 고치는 병이 없단 말인데, 그럼 노벨상이나 타시지, 왜 아직도 못 타셨나?"라고 말할 터이다. 그러면서 "침이 어떻게 100퍼센트 효과를 내겠느냐? 그게 가능한가?"라고 반문할 것이다.

그러면 나는 이렇게 답할 것이다. "나의 침은 25퍼센트 효과를 낼 뿐입니다. 100명 중 25명밖에는 못 고칩니다. 정확히 말하면, 환자의 홍채를 보지 않고 침을 놓으면 12.5퍼센트의 환자만 치료할 수 있습니다."

다시 앞에 언급한 환자를 예로 들어 설명해보자. 내가 우울증 환자에게 놓았던 그 침은 그 환자에게만 효과가 있는 '체질침'이다. 그러므로 다른 사람에게는 별 소용이 없는 침이다.

이것은 또 무슨 말인가? 사람 개개인의 체질을 정확히 판단한 다음 그에 알맞은 침을 놓는다면, 그리고 그 질환이 체질적이고 유전적인 원인에 의해 발생한 것이라면, 누가 침을 놓든지 간에 90퍼센트 이상 효력을 얻는다는 이야기다.

이것이 바로 내가 이 책에서 말하려는 '홍채진단'으로, 홍채유전체질을 알아본 뒤에 놓는 침의 효과다. 따라서 침 10개가 만드는 기적의 중심에는 '홍채'라는 우리 눈 속의 특별한 기관이 있다.

전 국민이 우울증 환자?

2013년부터는 전 국민을 대상으로 우울증 검진을 실시한다는 신문

기사를 읽었다. 성인의 경우 정기적으로 시행하는 건강보험 검진에 포함시키고, 어린이와 청소년은 우편 검사로 한단다. 이 검진을 통해 '인터넷 중독'부터 '자살 징후'까지 연령대별로 정신건강을 집중 체크하겠다는 것이 보건복지부의 포부다.

그렇다. 국민 정신건강의 중요성이 새롭게 인식되는 시대다. 하지만 그 기사를 읽으며 한편으로는 '온 국민을 환자로 만드는 거대한 시나리오 작업에 착수한 건 아닐까' 하는 느낌도 들었다. 사회가 앞장서서 우울과 불안을 조장해 국민 다수를 환자로 만들고는, 그 환자들을 진단해 치료하겠다고 나서고 있으니 말이다. 이 속에 혹시라도 새로운 정신병 시장을 확대하겠다는 거대 제약기업의 음모가 있는 건 아닌지 두고 볼 일이다.

이런 생각은 당연히 기우일 것이다. 그렇지만 사실, 이미 오래전부터 한의학에서는 모든 사람을 '정신병성' 체질을 기준으로 분류해왔다. 즉 사람을 50퍼센트는 우울성 체질, 25퍼센트는 충동성 체질, 20퍼센트는 불안성 체질, 나머지 5퍼센트는 분열성 체질로 나눈다. 충격적인 이야기일지도 모르지만 분명 그렇다. 다만 한의학 혹은 유전체질의학에서는 우울증이 아니라 '우울성'이라고 표현하며, 불안증이 아니라 '불안성'으로 좀 더 넓게 표현함으로써 질병의 잠재적 가능성을 체질화하는 데 중점을 둔다.

이렇게 명징한 분류가 가능한 것도 실은 '홍채진단'이라는 과학적 진단술 덕분이다. 나는 진료실에 환자가 들어오면 우선 홍채부터 들여다본다. 정밀 검사기기를 사용해 환자의 홍채를 들여다본 뒤 "환자분은 우울성 체질이네요" 혹은 "충동성 체질입니다"라고 바로 환자의 유전체질을 확진한다. 내가 말하는 '우울성' 체질이란 다름 아닌 '태음인' 체질을 말하는 것이다. 불안성 체질은 소음인, 충동성 체질은 소양인, 분열성 체질은 태양인이다.

120여 년 전 조선의 의성(醫聖) 이제마가 그렇게 분류했기 때문이다. 화를 잘 참지 못하는 소양인, 즐겁지 않으면 못 견디는 태음인, 생각이 너무 많아 자주 불안해지는 소음인, 현실적 사고에서 자꾸 벗어나는 태양인으로, 즉 이제마는 충동성·우울성·불안성·분열성으로 사람의 타고난 체질을 나누었다.

이제마의 네 가지 사상체질을 유전적 체질로 확정할 수 있게 해주는 최선의 방법이 현재로선 홍채진단이다. 홍채진단을 통해 유전체질을 분류하면 도파민(dopamine)이 과잉 분비되는 태양인인지, 쉽게 저하되는 태음인인지를 확인할 수 있다. 또한 세로토닌(serotonin)이 과잉 분비되는 소음인인지, 쉽게 저하되는 소양인인지도 확진 가능하다. 유럽에서 시작된 홍채진단이 한국에 와서 그 진가를 발휘하는 시대가 된 것인데, 그야말로 한국 의료체계의 승리라 할 수 있다.

한국적 체질의학의 가치

일본은 한의사제도를 서양의학에 종속시켜 한의학 이론 없이 양의사가 의료기기로 진단한 뒤 단순히 한약을 처방할 수 있도록 해놓았다. 반면 중국은 한의사를 중의(中醫)나 노의(老醫)라 하여 그 어떤 과학적 기기도 사용하지 못하게 했고, 그에 따라 중국의 한의사들은 단순한 침구사나 약제사로 전락했다. 결국 중국에서 의사는 현대과학 기술이 적용된 모든 기기를 마음껏 사용하는 양의사인 서의(西醫), 한의사와 양의사 자격을 함께 사용하는 동서결합의사로 나뉘고 말았다. 그러니 우울증 환자나 두통 환자가 오면 침자리를 깊이 분석해 침을 놓고 한약 처방을 하기보다는 그저 항우울제나 진통제를 투여하고 말 뿐이다.

그에 비하면 한국의 이원화된 의료제도는 허준의 《동의보감》 이래로 전통적이고 창의적인 의료 이론과 기술이 과학적으로 잘 계승되었다고 할 수 있다. 그리고 1894년에 탄생한 이제마의 사상의학도, 일제가 조선 의료체계를 파괴했음에도 불구하고 그 맥이 이어져, 현재는 더욱더 독창적인 체질의학으로 발전해 그 가치를 발휘하고 있다.

그렇다면 '홍채학'이란 무엇인가? 약 150년 전 유럽에서 시작된 홍채학은 서양의학의 분석적이고 병리적인 관점과 한의학의 종합적이고 생리기능적인 관점을 동시에 충족시키는 '21세기의 의학'이다. 무엇보다도 우리나라의 이원적 의료체계 아래서 시너지 효과를 극대화할 수 있는 것이니만큼 우리 한의학이 아시아 지역에 또 다른 한류 열풍을 일으킬 수도 있으리라는 기대를 갖게 한다.

요컨대 한국의 체질의학이 유럽의 홍채진단 기법을 사용함으로써 홍채유전체질의학으로 변신했고, 이에 따라 유전체질적 기반에 맞춘 치료가 세계적 의학기술의 하나로 발전할 가능성이 현실화되고 있다는 것이다.

홍채진단은 어떻게 시작되었나?

홍채학의 역사와 미래

홍채가 뭔지 모르는 사람은 없을 것이다. 우리가 아침마다 거울로 보는 눈 속에 있는 것, 곧 눈동자가 홍채다. 흰자위에 둘러싸인 눈동자는 빛이 들어가는 동공과 흑갈색의 홍채 영역으로 나뉜다. 홍채는 얇은 근육조직이다. 최근에는 보안 시스템의 하나로 홍채 인식이 사용되면서 '홍채'라는 용어가 좀 더 널리 사용되고 있다.

홍채는 근육조직이면서 또한 신경조직이다. 우리 몸은 근육층 위로 피부조직이 덮여 있어 말초신경 자체는 보이지 않고, 더군다나 뇌신경은 두개골 속에 묻혀 있어 직접 볼 수가 없다. 하지만 홍채는 근육조직이면서도 발생학적으로 신경외배엽에 기원함으로써, 우리 몸의 기관이나 조직 가운데 유일하게 신경이 외부로 노출된다는 특징이 있다. 마치 두개골 속에 갇힌 중추신경계의 일부가 세상이 보고 싶어 창밖으로 고개를 내밀고 쳐다보는 것 같다.

　1 홍채, 내 눈 속의 건강 지도

그래서들 '눈은 마음의 창'이라고 말하는 것일까. 세상을 내다보고 싶은 마음이 만든 창문이 눈이라지만, 때로는 지나가는 사람이 그 창문을 통해 집 안을 들여다보게도 된다. 이제껏 우리는 눈이 몸속을 들여다보게 해주는 창이라는 생각은 감히 해보지 못했다. 그러나 의사는 홍채를 통해 환자의 몸속을 들여다볼 수가 있다. 그리고 이미 유럽에선 150년 전부터 홍채를 통해 사람의 몸을 살피는 일이 이뤄지고 있었다.

홍채학은 신화가 아니다

홍채학(iridology)은 매우 사소한 일을 발단으로 연구되기 시작했다. 1826년, 헝가리 출신의 의사 펙제리(Dr. Ignatz. Von Peczely)가 열한 살 때의 일이었다. 그는 집 정원에서 올가미에 걸린 올빼미를 구하려다가 그만 올빼미의 다리를 부러뜨렸다. 다리가 부러지는 순간 올빼미의 큰 눈 속 아랫부분에서 검은 선이 나타나는 것을 펙제리는 목격했다.

그 후 얼마 동안 펙제리는 올빼미를 잘 보살펴주었고 부러진 다리는 회복되었다. 하지만 올빼미는 그의 정원에 계속해서 몇 년 머물렀다. 그리고 펙제리는 다리가 부러질 때 만들어진 올빼미 눈 속의 검은 선이 점차 흰색 선으로 바뀌며 흔적처럼 남은 것을 관찰할 수 있었다. 이런 경험을 통해 펙제리는 신체에 이상이 발생하면 눈에서 그 신호가 나타난다는 생각을 하게 되었다.

스물일곱 살 때 펙제리는 병든 어머니를 동종요법(同種療法), 즉 인체에 질병이 생겼을 때와 비슷한 증상을 유발해 치료하는 대체의학의 한 방법으로 치료했고, 어머니가 회복되자 많은 사람이 그에게 의학적 자문을 구했다. 그는 어린 시절 본 올빼미를 떠올리며, 찾아오는 사람들의 눈을 관찰했다. 눈을 통한 질병 진단은 그런 식으로 점차 널리 알려졌고, 때로는 기존 의료계의 비난도 받았지만, 그는 결국 마흔한 살 때 정식 의사가 되어 홍채진단과 그에 기초한 치료를 할 수 있게 되었다.

이 이야기는 홍채학을 신화화하기 위해 지어낸 이야기가 아니다. 나 역시 이런 경험을 했다. 10년 전 한 여성이 대퇴골 골절사고를 겪었을 당시 홍채의 특정 부위에 검은색의 불규칙한 색소반점이 나타난 것을 봤고, 그 환자는 지금도 그 흔적을 갖고 있다. 펙제리는 부엉이에게서, 나는 한 여성 환자에게서 홍채의 변화를 발견했던 것이다.

펙제리는 홍채학을 계속 발전시켜 이른바 '홍채지도'를 작성했다. 이후 그것이 불가리아, 프랑스, 독일 등지로 퍼져나가 유럽 전통의학의 중요한 진단법으로 사용되며 발전을 이루었다. 그 무렵 우리 땅에선 이제마가 사상체질을 한창 연구하고 있었다.

홍채를 보고 질병을 예측하다

펙제리 이후 유럽의 의사들은 우리 몸의 해부학적 위치가 홍채에 고스란히 담겼음을 재차 확인하게 되었다. 그것이 더 완성된 내용의 '홍채지도'로 만들어졌고, 의사들은 그 지도를 기준으로 삼아 사람들의 눈을 들여다보며 질병을 진단했다. 환자의 허약한 곳을 발견해내거나 독성과 통증과 신경긴장 상태를 파악해 그에 따른 다양한 약제를 처방했다. 특히 유럽의 전통적 치료법이던 동종요법은 홍채진단을 근거로 사용되었다.

그리고 1940년대 독일에서 홍채학은 획기적 발전을 이루었다. 이는 당시 임상홍채학 분야에서 다양한 경험을 쌓은 독일 의사 조셉 데크

(Joseph Deck)의 연구 노력 덕분이었다. 그는 에틀링겐 홍채 연구소를 설립해서 홍채를 연구하며 가르쳤고, 많은 의사에게 자신이 알아낸 홍채진단법을 보급했다. 무엇보다 그는 홍채 소견과 방사선 소견 그리고 외과수술적 소견을 통한 진단을 과학적으로 비교해 홍채진단의 유의성이 76퍼센트나 된다는 점을 널리 인정받았다. 1982년에는 그간의 연구 성과를 모아 《홍채 소견의 감별 진단(Differentiation of Iris Markings)》을 출간해, 홍채의학의 유의성과 과학적 근거를 확립했다. 아울러 이전보다 훨씬 정밀해진 홍채지도를 완성해 나처럼 먼 타국에 있는 한의사들도 이를 근거로 홍채진단을 할 수 있게 되었다.

그러나 안타깝게도, 1970년대 이후 독일과 유럽에서는 첨단 진단기기와 의료기기의 범람으로 눈을 들여다보며 진단하는 홍채학은 그 존재가 흐릿해지는 추세였다. 아무래도 홍채진단만으로는 당장 앓고 있는 감염 질환이나 외과적 질환 등을 자세히 광범위하게 진단해내기 어려웠기 때문이다. 그러나 조셉 데크는, 홍채진단이 현재 진행 중인 급성 질병이나 그 증상을 구체적으로 파악하지는 못하더라도, 환자가 오랫동안 앓아온 만성 질환과 과거의 질병 그리고 미래에 찾아올 수 있는 질병을 예측하는 데는 매우 뛰어난 효과가 있음을 알았다. 그래서 그는 포기하지 않고 자신의 임상 데이터를 계속 축적해 마침내 홍채체질이론을 정립했다.

1960년대에 이미 홍채진단을 통해 홍채체질을 분류하는 진단법을 내놓은 그는 이를 '유전진단법(Genetic Diagnosis)'이라 명명했다. 그 당시 의학계에서는 드물게 유전학 개념을 도입한 것이다. 서양의학은 사실 1990년대에 들어서야 게놈진단법이니 유전진단법이니 하며 유전학을 임상의학과 연결하기 시작했다. 현대과학보다 50년이나 앞선 진단 방식을 조셉 데크는 홍채진단을 통해 수립한 것이다.

21세기는 다시 홍채학의 시대!

기억 속에 사라져가던 홍채학이 다시금 가치를 드러내고 있는 것은 무슨 연유일까. 이는 오늘날의 사회현상과도 무관하지 않다. 특히 우리나라 현실과 비교하면 그렇다.

근대 초기와 1960년대까지는 전염병과 감염 질환이 주를 이루던 시대라 당연히 백신과 항생제에 의한 치료가 절실했다. 그리고 1970년대는 이른바 '내과 질환의 시대'라고 할 수 있다. 이 시기에는 인구의 10퍼센트가 간염에 걸렸다면서 떠들썩하게 백신 접종을 시켰고, 사람들 모두 영양상태가 좋지 않아 위장병도 많이 걸렸다. 그러다 1980년대 후반부터는 성인병과 당뇨, 비만 같은 만성 질환과 퇴행성 질환이 주를 이루었으나 이런 질환은 양약 한두 번 먹는다고 뿌리가 뽑히지는 않았다. 그제야 사람들은 만성이나 퇴행성 질환은 사람의 체질과 깊은 연관이 있다는 것, 즉 유전적 요인이 크게 작용한다는 것을 인식하기 시작했다. 그러면서 유전학 및 생물학의 발전과 더불어 체질이론과 체질의학도 재부상했다.

더욱이 2000년대를 넘어서면서 세계는 급기야 '암의 시대'를 맞고 말았다. 암의 대부분이 유전적 요인과 관련된다는 연구 보고는 한두 가지가 아니다. 또한 스트레스 증가에 따른 우울증 등 정신 질환과 신경계 장애가 점점 늘어났고, 이 또한 유전체질과 직접적 관련이 있음은 오래전부터 잘 알려진 바다.

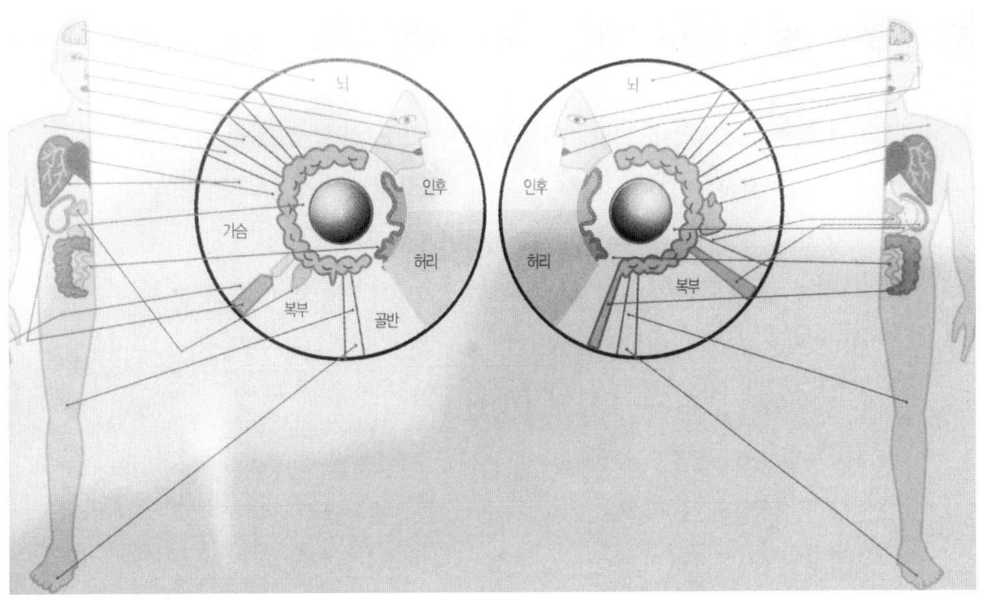

홍채와 인체 장기의 연관성을 표현한 홍채지도

한의학에서는 모든 병이 마음에서 온다고 생각한다. 우리 한의학은 120여 년 전에 이미 대부분의 질병이 허약하게 태어났거나 선천적 체질 때문으로 파악했다. 그런데 이젠 서양의학에서도 그 비슷한 내용을 담은 '맞춤의학' 또는 '유전의학' 같은 것을 내놓으며 유전체질의 중요성을 강조하고 나서는 상황이 된 것이다. 이런 분위기에 힘입어 홍채진단의 가치가 다시 빛을 발하고 있다.

미래에도 가장 중요시될 단 하나의 의료기술을 꼽는다면 무엇일까? 장기이식이 꼽히겠지만, 아마 그 다음으로는 질병을 정확히 예측해내는 진단기술이 중요할 것이다. DNA 분석을 통해서든 홍채진단을 통해

서든 미리 병을 알아낸다면 발병률은 낮추고 치료율은 높일 수 있을 테니까 말이다.

그러나 서양의학의 진단법에는 약점이 있다. DNA를 통해 질병을 분석하거나 예측한다 해도, 분명한 예방법을 제시할 수 없다는 점이다. 그저 "운동하세요", "식이요법하세요", "스트레스받지 마세요"라고 말하는 게 고작이다. 아니면 유전자 치료를 통한 예방뿐이다. 하지만 그건 발생하지 않은 질병에 대해 미리 의료비를 지출하며 치료하는 것이고 그 범위를 정하기가 쉽지 않은 일이다.

하지만 침이라면 가능하다. 10개의 침으로 체질의 불균형을 조절해 준다면, 예방은 물론 치료도 이뤄진다. 그것이 바로 '홍채진단을 통한 체질치료'인 것이다.

'홍채'는 뇌가 가르쳐주는 몸의 지도

완전한 건강에 도달하는 법은?

미국의 뇌과학자이자 의사인 안토니오 다마지오(Antonio Damasio)는
《스피노자의 뇌》라는 책에서 인간은 신체기능이 최적일 때 다음과 같
은 현상과 느낌을 경험한다고 말했다.

첫째, 남에게 접근하려는 행동이 촉진되고

둘째, 신체가 이완되며

셋째, 신체골격이 꼿꼿이 펴지고

넷째, 자신감과 행복함이 얼굴 표정에 드러나며

다섯째, 엔도르핀이 생성되어 쾌락을 경험하게 된다.

다마지오는 건강한 상태란 밥을 잘 먹거나 정력이 좋아지거나 운동
능력이 향상된 것이라 말하지 않는다. 우리가 곧잘 경험하는 '느낌이

매우 좋은 상태'를 신체기능이 최고 상태에 있는 것이라고 설명한다. 그런데 '느낌'이란 대체 무엇인가?

그는 느낌이란 뇌가 신체를 조절하기 위해 신체의 상태를 신체의 주인에게 알려주는 '뇌의 지도'라고 했다. 자동차에 비유하자면 신체의 길을 알려주는 내비게이션과 같은 것이다. 내비게이션이 되어주는 '느낌'의 방향을 따라 우리는 각자의 신체를 운전해간다는 의미다.

그런데 다마지오는 여기서 그치지 않는다. 그는 느낌의 능력을 더 확장해, "느낌은 생명감시 기능을 타고났으며, 느낌을 만들어내는 뇌가 바로 생명조절 기구의 핵심"이라고 했다. 결국 다마지오는 건강이란 바로 뇌의 건강을 의미한다고 말하고 있다.

감정건강이 중요한 시대가 왔다

다마지오가 언급한 건강의 다섯 가지 조건 가운데 세 가지가 안정된 심리상태를 가리킨다. 남에게 접근하고 싶어하는 유쾌하고 긍정적인 상태, 자신감과 행복감, 자기만족의 상태가 그것이다.

그러나 이 세 가지 안정된 심리상태란 일상생활에선 결코 쉽사리 달성되지 않는다. 그래서 사람들은 퇴근 후 저녁이면 곧바로 귀가하지 못하고 술집에 들른다. 뭔가 허전한 마음을 달랠 길 없어서다. 보통은 한두 잔으로 시작하지만 결국 취하도록 마시면서 자신의 기분을 강제로 끌어올리려 한다. 술 권하는 사회, 술 마시지 않으면 살 수가 없는 사회는 병든 것이다. 한마디로 건강을 잃어가는 사회다.

다섯 가지 중 나머지 두 가지는 신체가 이완되어 긴장이 없는 상태를 말하는데 이러려면 스트레스가 없어야 한다. 또한 자신감으로 신체골격이 반듯하게 펴져야 하는데 이는 곧 외부로부터 오는 억압에서 충분히 자유로워야만 가능한 상태다.

뇌를 모르던 시대에는 신체구조를 이루는 각각의 장부가 병 없이 튼튼하면 건강한 상태라고 보았다. 한없이 음식을 먹어도 소화를 해내는 여성, 밤새 술을 마셔도 끄떡없는 남자, 평생 동안 담배를 하루에 몇 갑씩 피워대도 폐암이 안 생기는 노인, 인터넷게임에 빠져 며칠 밤을 꼬박 새워도 멀쩡해 보이는 청소년이, 그 시대의 기준으로 볼 때는 신체적으로 건강한 것이었다. 그러나 뇌건강, 즉 뇌호르몬의 상태를 기준으로 해석하면 모두 도파민 부족에 시달려 끝없이 뇌의 쾌락을 추구하는 것, 즉 '중독'이라는 병에 시달리는 환자들이다. 어찌 보면 최악의 건강상태인 것이다.

장기이식 기술이 발달해 낡고 오래된 장기와 신체기관을 새것으로 이식할 수 있는 시대를 상상해보자. 그때 우리를 괴롭히는 주된 병은 우울증, 불안증, 충동장애, 강박증, 스트레스, 신경쇠약 같은 뇌신경과 관련된 질병이 아닐까. 이제 건강의 척도는 감정과 정서가 심리적으로 안정된 상태이며, 이는 뇌건강과 직결된다. 건강의 기준을 다시 세워야 하는 시대인 것이다.

뇌가 건강하다는 것은?

뇌가 정상적이고 균형 잡혀 있으면 마음이 따뜻해지고 친절해지며 합리적 태도를 유지하게 된다. 또한 의미 있는 관계를 형성하고 싶어하고 나날의 일상이 성공적이기를 바라게 된다. 그런데 정신적 심리상태는 대부분 뇌호르몬 균형과 관련된다. 충분한 영양상태를 유지하면서 외부의 스트레스에 대해 충분히 방어할 능력이 있고 심리적 왜곡이 없는 유연한 마음을 갖게 된다면 그것이 바로 우리 뇌가 최상의 상태라는 뜻이다.

그러나 좋은 교육을 받고 호의호식하며 살았는데도 이상하게 까칠한 사람, 툭하면 화를 벌컥 내며 충동을 참지 못하는 사람, 게으르며 놀기만 좋아하는 쾌락 추구형 인간, 세상의 현실에는 관심이 없고 그저 환상만 좇는 성격을 가진 사람도 있다. 이런 사람에게 따뜻하고 친절하며 합리적이 되라고 강요할 수는 없다. 그것이 최선이라 한들 그 사람이 몰라서 못하는 게 아니라 노력해도 그런 마음상태를 유지하기가 어렵고 힘든 것이다. 이는 그의 체질에서 나오는 특질이기 때문이다.

또한 체질에 따라서는 까칠하지만 충동적이지 않은 사람, 화를 벌컥 내기는 해도 뒤끝 없이 의리 있는 사람, 놀기만 좋아하는 듯해도 매우 감성적이며 예의 바르고 성실한 사람도 많다. 어떤 예술가는 환상만 좇는 듯 일상생활에는 거의 무관심하지만 결국 위대한 예술작품을 남겨 세상의 존경을 받기도 한다.

이처럼 사람은 누구나 복잡하게 얽힌 심리상태로 살아가며 다양한 감정을 지니고 있다. 하지만 그렇다 해도 어느 정도는 분류가 가능하도록 유형화되어 있으며, 각 유형마다 고유의 특징적 심리·정서상태를 나타낸다.

그런 면에서 뇌가 건강하다는 것은 100퍼센트 완벽하고 바람직한 절대적 정서상태에 도달하는 것을 의미하지 않는다. 그보다는 오히려 자신이 타고난 신체적·기질적 체질에 합당한 최상의 균형을 유지하는 게 건강한 상태라고 할 수 있다.

사람이 체질마다 대표적 정서반응이 다른 이유는 체질에 따라 뇌가 분비하는 뇌호르몬의 정도가 달라서다. 우리나라에서 가장 흔한 체질인 태음인을 예로 들어보자.

태음인은 뇌호르몬 중 가바(GABA)가 가장 많이 나온다. 가바는 주로 진정작용을 담당하는 호르몬이다. 뇌의 리듬을 관장해 여유 있고 부드러운 성품을 표현하게 해주는 역할을 한다. 몸상태가 최적일 때 태음인이 주로 보여주는 성품이 그러한 여유로움이다. 그런데 문제는 가바가 신체를 주도하는 태음인 체질은 그 반대편 영역을 관장하는 '도파민'이 쉽게 부족해지고, 그래서 신체기능이 떨어지면 곧바로 도파민 고갈로 인한 쾌감저하와 대사장애가 나타난다. 이로 인해 우울증과 비만이라는 질병을 앓게 된다. 이 두 가지는 전형적인 태음인 질병이다.

뇌호르몬은 뇌의 타입이나 유전적 체질에 따라 그 분비 정도에 편차가 심하다. 또한 외부적 환경에 반응하는 태도도 뇌호르몬 분비에 큰 영향을 미치는데, 뇌의 반응 역시 거의 체질적 연관성에서 벗어나지 못한다.

체질에 따라 주도하는 호르몬이 다르므로 당연히 모든 사람의 뇌에서 모든 호르몬이 왕성하게 분비되기란 쉽지 않다. 물론 골고루 균형 잡힌 체질이 아예 없는 건 아니다. 겉으로 보기에는 약해 보여도 홍채를 들여다보면 무척 건강한 상태를 유지하는 사람들이 있는데 그들 대부분은 한쪽으로 치우침 없는 성격과 신체를 가진 이들이다.

결국 심리·정서적 건강과 질병은 체질적 요인과 밀접한 관련이 있으며, 따라서 체질과 유전적 경향성을 고려하지 않는 건강 측정은 매우 허술한 결과를 낳는다.

다시 강조하지만, 최상의 건강이란 뇌의 건강을 뜻하며 뇌의 건강은 뇌호르몬 분비와 직접적 관계가 있다. 그리고 뇌호르몬 분비의 경향성을 쉽게 알 수 있는 진단법은 바로 홍채진단이다. 홍채진단을 통해 각 사람의 유전적 체질을 정확히 분류할 수 있는 것이다. 이렇게 분류된 유전체질에 따라 자신의 신체적 특징과 기질적 요소를 파악한다면, 자신의 마음상태를 알게 될 뿐만 아니라 신체건강의 강약을 이해하는 데도 좋은 기준이 된다.

나는 환자를 치료할 때 고대 철학자가 "너 자신을 알라"라고 말한 것을 종종 떠올린다. 혹시 그 말 속에는 자신의 타고난 체질을 알고 싶어 하는 욕구가 스며 있던 게 아닐까. 체질을 아는 게 곧 자신의 뇌를 이해하는 것이라면, 뇌에 대한 제대로 된 이해란 뇌기능을 대표하는 마음과 느낌의 발생 과정을 아는 일일 것이다. 결국 자신의 체질과 뇌를 이해하는 것이 다른 사람과 이 세상을 이해하는 철학적 해답이 되지 않을까.

체질을 알아내는 가장 정확한 진단법

한약도 침도 체질과 맞아떨어져야 사람을 고친다

사람과 가장 많이 닮았다는 침팬지는 숲속의 식물 300가지를 구별할 줄 안다고 한다. 즉 자기들이 먹을 수 있는 식물이 무엇인지, 몸에 병이 생겼을 때는 어떤 식물이 치료약으로 사용될 만한지 아는 것이다. 환경을 제대로 살피고 사물을 잘 분별하는 능력은 침팬지는 물론이고 거의 모든 동물에게 생존을 위한 필수 조건이다. 하물며 사람에게야 두말할 나위가 없을 것이다.

몸속에 열이 많은 소양인이 위장병이 났을 경우에는 위(胃)의 열을 내려야 위염이 사라진다. 반면 속이 냉한 소음인이 위장병이 나면 위의 차가운 기운을 몰아내고 따뜻하게 해주어야 위염이 사라진다. 인삼과 생강은 소음인에게는 위염을 치료하는 약이지만, 소양인이 복용하면 도리어 위염이 생긴다. 속에 열이 많은 소양인에게는 보리차가 최고의 소화제지만, 소음인에게는 도리어 속을 차갑게 해 설사를 일으키기도 한다. 즉 아무리 좋은 약이라도 체질에 맞지 않으면 독이 된다. 또 다른 사람한테는 독이 되는 약도 나한테는 잘 맞아 구세주가 되기도 한다. 체질과 한약의 긴밀한 관계는 아무리 강조해도 부족하다 싶은 마음이다.

체질과 한약, 체질과 침의 관계

체질과 침은 또 어떤가. 그래도 한약은 먹어보고 체질에 안 맞으면 복용을 멈추면 그만이다. 그러나 침은 놓고 나면 이미 치료가 시작된 것이라 되돌리기가 어렵다. 결국 침을 놓고 이삼일 후 몸의 반응을 살펴 체질을 다시 한 번 진단해야 한다. 그래서 체질이 불확실한 경우에는 가장 유사하다고 생각되는 체질침을 놓아보고 체질을 확정한다. 이런 이유로 체질침을 놓는 한의사들은 그 즉시 환자 반응을 살피고 기록하는 수고를 아끼지 않는다. 그런데 이렇게 체질침을 먼저 놓아보는 한의원은 별로 많지 않다.

어쨌든 체질분류와 체질침의 경혈 선택이 잘 맞아떨어지기만 하면, 아무리 오래된 증상이나 병도 그 즉시 차도를 보인다. 체질침이 인체의 항진된 기능은 내려주고 하강된 기운은 올려주는 두 가지 작용을 동시에 하기 때문이다. 한쪽은 높이 솟아 있고 한쪽은 바닥에 떨어졌던 시소가 평행을 이루도록 만드는 것과 같은 이치다. 지나치게 한쪽으로 치우쳐 불균형한 몸속 오장육부의 편차를 줄여 곧바로 균형을 맞춰주기 때문이다.

예를 들어 권도원 선생이 분류한 '팔체질' 중 '목양체질'은 간기운이 승해 식욕은 한없이 강한데도 몸은 천근만근 무겁고 폐 기운이 억제되어 가슴은 답답하고 숨쉬기조차 불편한 증상이 가장 많이 발생하는 체질이다. 이 체질인 사람에게는 간기운을 억제하고 폐기운을 올려주는 '사간＋보폐'에 해당되는 침자리 열 곳에 침으로 자극을 준다. 그러면 환자는 곧바로 숨길이 뚫리고 코에 바람이 솔솔 부는 듯 느끼게 되어, 이를 두고 온몸의 습기를 몰아내는 바람이 지나가는 것 같다고 표현하기도 한다. 하지만 이렇게 신기하고 효험 있는 침자리가 다른 체질에는 전혀 그 작용을 하지 않는다.

변덕부리지 않는 유일한 체질진단법, 홍채진단

흔히 한의원에서는 내원하는 환자의 외모와 골격, 표현되는 성격이나 기질을 보고 체질맥을 짚어 체질을 진단한다. 그런데 내가 임상에서 수많은 사람을 만나며 느낀 것은 이 모든 요소가 매우 변화무쌍하며 또 왜곡될 가능성이 높다는 점이었다. 외모는 환경과 영양상태에 따라 쉽게 바뀌고, 성격과 기질은 충분히 숨길 수도 과장되게 표현될 수도 있다. 물론 맥을 짚어보면 알지만 이는 고도의 숙련된 기술을 요하는 일이라 경험 없는 의사에게는 쉽지 않은 일이며, 원숙한 의사라 할지라도 체질맥으로 결정한 진단에 따라 놓은 침이 별 반응을 보이지 않으면 그만 마음이 흔들리게 된다. '혹 틀린 건 아닐까' 하고 말이다.

세계에서 유일한 것, 변하지 않는 것, 이를테면 손가락 지문을 보고 알듯이 변덕을 부리지 않는 진단법은 없을까? 그렇게 고민하며 찾아보고 내가 얻어낸 유일한 진단법이 바로 홍채진단이다. 홍채진단으로 결정한 체질은 변하지 않는다. 홍채진단을 통해 결정한 체질에 맞춘 치료에서 반응이 미약하다면 그건 치료법 선택에 문제가 있는 것이지 체질진단에 문제가 있었던 것은 아니다.

그래서 나는 환자에게 그 어떤 질문도 하지 않고 그냥 환자의 홍채부터 본다. 그렇게 체질을 확정한 후에야 어떤 증상이 있는지 묻고 맥을 보며 복진을 한 뒤 좀 더 세부적인 부위별로 진찰을 해나간다.

서양의학에서는 환자를 입원시킨 뒤 증상을 관찰하고 추적해서 병명을 알아낸 뒤 약물을 투여하거나 수술을 한다. 그리고 그 병을 치료할 약물이 개발되지 않았거나 수술법이 없으면 병을 고칠 길이 없다고 말한다. 깔끔하다. 그러나 환자는 죽을 맛이다. 치료해달라고 했지 아직 치료법이 없다는 절망적인 말을 들으려고 병원에 간 게 아니지 않은가. 병을 고치지는 못해도 병명은 정확히 알려주었다고 큰소리치는 게 서양의학의 권력이다.

반면 한의학은 착하다. 한의원에 가면 못 고치는 병이 없다. 그러나 완벽하게 고치는 병도 없는 듯하다. 이 한의원에 가면 간이 나쁘다 하고 저 한의원에 가면 신장이 나쁘다 한다. 여기선 소양인이라 하고 저기선 태음인이라 한다. 이러든 저러든 간에 좋게 생각하면 한약 먹고 침을 맞으니까 뭔가 나아진 것도 같고, 냉정하게 생각하면 별로 달라진 게 없는 것 같다. 병명이나 체질을 확정하지 못한 채 치료에 들어가는 경우가 많아지니, 환자 입장에서 볼 때 자신의 병은 증거불충분으로 수사가 흐지부지된 사건처럼 되고 만다. 바로 이것이 한의학의 취약점이다.

홍채진단, 한의학의 취약점을 극복하다

하지만 이제 한의학도 눈에 보이는 증거를 잡았다. 바로 홍채다. 모든 사람은 홍채를 갖고 있고 그 홍채는 태어날 때부터 죽을 때까지 그 기본이 변하지 않는다. 몰라서 그렇지, 홍채에는 각 사람이 타고난 체질의 구조가 아주 구체적으로 선명하게 표현되어 있다. 그 덕분에 한의학에서도 홍채의 구조에 근거를 둔 명확한 체질분류가 가능해졌다. 홍채가 드러내는 색과 선들을 통해 현재 환자가 겪는 고통을 분석함으로써 환자의 가장 약한 부분을 알아내 우선 치료할 수 있게 된 것이다.

체질을 확정하여 환자의 오장육부 강약대소를 파악하고 나면, 환자의 현재 고통이 중증인지 경증인지, 놓아두면 자연히 회복될 병인지 꼭 치료를 해야 될 병인지 결정할 수 있다. 그런데 단지 이 사실을 몰라 헤매는 환자가 얼마나 많으며, 쓸데없이 낭비되는 진료비는 또 얼마나 많은가. 체질을 알고 유전적 질병 발생의 경향성을 제대로 파악하는 홍채진단이야말로 한약을 처방하고 침자리를 결정하는 데 가장 과학적이고 합리적이며 객관적인 증거를 제공해준다.

쉽게 사는 방법이 있고 어렵게 사는 방법이 있다. 부엌을 예로 들어보자. 깨지기 쉬운 유리그릇은 험하게 쓰고 부서지기 어려운 쇠그릇은 고이 모셔두면 결국 어떻게 될까? 유리그릇은 몇 년 만에 죄다 깨졌을 것이고 사용하지 않은 쇠그릇은 녹이 슬어버렸을 것이다. 또 회사를 예로 들어보면 어떨까? 머리는 좋지만 몸이 약한 직원은 험한 육체노동의 현장에 내보내고, 생각은 단순하지만 몸은 튼튼한 직원을 사무실에서 일하라 시킨다면? 그 회사가 썩 잘될 것 같지는 않다. 회사에서는 적성에 따라 인력을 배치해야 하고, 인생에서는 각자의 특성에 맞춰 계획하고 살아간다면 일이 훨씬 수월하고 성공 가능성도 높을 것이다.

그동안 내 눈 속 홍채에 숨어 있던, 내가 미처 발견하지 못했던 가장 약한 곳을 알고 나면 좀 실망스러울 수도 있겠지만, 한편으로는 자신감도 생기게 된다. 홍채의 진실을 추적한 결과 내 몸이 튼튼하다면 더 큰 자신감을 얻게 될 것이고, 만약 약한 곳이 발견된다면 조심스레 다뤄야 할 귀중한 것이 무엇인지 알게 되는 셈이다. 홍채진단을 통해 이것을 발견하는 그날은, 나날이 좋아지는 건강을 경험하는 첫날이 될 것이다.

체질의학이란 무엇인가?

구조의학과 기능의학의 화해를 위하여

우리 몸은 구조와 기능으로 나눠서 살펴볼 수 있다. 구조란 세포핵 속의 DNA, 세포소기관인 미토콘드리아에서 시작해 인체의 장기, 즉 심장이나 신장 같은 오장육부와 인체골격을 유지하는 뼈와 근육, 피와 살 등이 모두 포함되는 개념이다. 한마디로 말해, 인체를 물질적으로 구성하는 것들 전체가 다 구조다. 집에 비유하자면 건축물은 물론이고 실내가구를 포함한 모든 물질이 다 집의 구조에 해당하는 것과 마찬가지다.

그렇다면 기능은 무엇일까? 이 역시 집에 빗대어 생각해보자면, 아침에 늦잠 잔다며 깨워주고 아침을 먹여 학교를 보내는 어머니 같은 역할을 하는 것, 바로 그것이 인체의 기능이다. 집이라는 '구조'만 있고 어머니라는 '기능'이 없다면 우리 몸은 단지 하나의 건물에 불과할 뿐 가정은 될 수 없다. '하우스(House)'이지 '홈(home)'은 아닌 것이다.

언뜻 보면 인간은 단지 물질로만 이루어진 것 같지만 실은 물질을 기초로 하는 물질 이상의 시스템이다. 시멘트로 지어진 건물이라고 해서 다 회사가 아니듯 말이다. 진정한 의미의 회사란 '일하는 사람들로 이루어진 기업'이라는 시스템을 의미한다. 이 같은 시스템을 일컬어 기능이라 할 수 있다. 항상 같은 자리에 굳건히 서 있는 근엄한 아버지가 구조라면, 기능이란 쉬지 않고 움직이는 어머니의 세심한 마음 같은 것이라고 할 수 있다.

인체는 화학과 물리학만으로는 설명되지 않는다

미국 베일러 의과대학의 신경과학과 교수 데이비드 이글먼(David Eagleman)은 《인코그니토(INCOGNITO)》에서 뇌와 신경의 조각과 부분만으로 인간의 경험을 완전히 이해할 수는 없다고 밝혔다. "인간생물학(human biology)은 단순히 화학과 물리학으로 환원될 수 없다. 대신 진화, 경쟁, 보상, 갈망, 명성, 탐욕, 우정, 신뢰, 배고픔 등의 독자적인 언어로 이해되어야 한다."

물론 여전히 '구조'는 인체의 핵심이다. 하지만 과학의 발달과 함께 의학기술도 최고 수준에 이르러, 이젠 우리 몸이 지닌 구조적 결함을 개선하거나 아예 새로운 구조로 바꿀 수도 있는 시대에 접어들었다. 그런 대표적 사례로 이식수술을 들 수 있다. 오늘날에는 인체의 장기 등 많은 부분을 이식해도 생명 유지가 가능하다. 19세기 초에 발명된 돋보기가 노인들의 낡은 눈을 대신한 것을 시작으로, 이젠 스테인리스와 알루미늄, 티타늄 등 복합소재로 만든 인공심장이 인체의 심장을 대신할 수 있게 되었다.

구조적 측면에서 보면, 인류는 나아가 생명을 창조할 수도 있을 것 같은 시점에 와 있다. 창세기가 말한 "스스로 있는 자"의 위치로 인간이 올라섰다고 말하는 이도 있다. 그러나 데이비드 이글먼은 "뇌를 단순한 원자들의 총합이나 거대한 뉴런의 정글로 이해한다면 큰 오산"이라고 강조한다. 덧붙여 그는 인간의 마음을 이해하려면 주변 세상과의 상호작용과 내부책략이 조화를 이룬 패턴을 파악해야 한다고 말한다.

데이비드 이글먼이 말한 상호작용과 조화로운 패턴을 무려 120여 년 전에 이미 완벽하게 이해한 의사가 우리나라에 있었다고, 나는 생각한다. 1894년 사상의학 체계를 완성해 《동의수세보원》을 저술한 이제마가 그렇다. 그는 '희, 노, 애, 락, 인, 의, 예, 지'라는 정신과 정서 기능을 오장육부의 구조와 연결한 장본인이다. 이제마의 구조·기능 복합적 사상의학은 21세기 세계의학의 문제점을 해결하는 기초를 미리 준비해 놓은 위대한 과학적 유산이다. 이것은 절대 과장된 표현이 아니다.

제2차 세계대전과 함께 페니실린으로 시작된 화학의학과 외과적 기술을 바탕으로 하는 구조개선적 의학이 서양의학의 핵심이라면, 이와 대칭적으로 동아시아에서 뿌리를 내려 열매를 맺은 중국의학과 한국의학은 기능의학을 대표하는 의술이다. 서양의술이 인체에서 '구조' 측면에 주목한다면 한의학은 인체에서 '기능' 측면에 좀 더 주목한다.

서양의학은 '하우스', 한의학은 '홈'

우리 자신의 몸을 바라볼 때 그것은 '하우스'가 아닌 '홈'이라고 시각을 바꿔야 한다. 정신의학자 스캇펙이 어디에선가 설파했듯이 인간은 원시시대 때부터 자연환경의 위협을 극복하고 생존을 유지하기 위해 외부의 적과 부단히 싸워왔다. 어느 순간 이 모든 외부의 적은 다 무찔렀는데, 그러고 나니까 과거보다 더 위험한 적이 나타났다. 그 적은 우리 내부에 있었고, 그래서 우리는 내면의 갈등, 정신과 인격의 불균형함, 내부세계의 부조화라는 고통과 질병에 시달리게 되었다.

가장 간단해 보이던 내면의 '희노애락' 문제가 외부에서 덮쳐오던 자연재해보다도 더 나 자신을 괴롭히고 있는 것이다. 왜 이렇게 되었는가? 그건 인체의 구조적 문제로 인해 발생한 병이 아니다. 이는 인체에서 기능의 문제까지 포함하는 형이상학적 질병이다. 자연을 정복하면서 우쭐해하던 인간이 자기 속에 숨어 있던 복병을 만난 것이다. 그것은 정규군이 아니라 게릴라처럼 덮쳐오는 '마음의 병'이다. 이 병을 고치려면 '하우스'라는 구조를 수리하는 차원이 아니라 '홈'이라는 기능을 복원시키는 차원에서 치료가 이뤄져야 한다. 기능의학이 담당해야 할 진정한 목표다.

그러나 구조와 기능이 어찌 따로따로일 수 있을까. 물과 불 그리고 음과 양처럼 서로를 떠받치는 것, 혼자서는 전체를 이룰 수 없는 것이니 결국 둘은 한 몸일 수밖에 없다. 마치 사이 좋은 부부 같은 관계다.

자신의 몸을 깊이 살펴보자. 가장 단순한 시스템은 '신경계'다. 신경계는 가장 원시적인 생명체로 여겨지는 단세포에도 있다. 이 단세포도 외부에서 자극이 오면 우선 반응해, 피하거나 도망간다. 그리고 자극이 없으면 가만히 있다. 그런 반응이 나타나는 건 그 자체가 바로 신경계이기 때문이다. 외부 자극에 대해 스스로를 지키기 위해 형성된 신경계는 세포의 구조를 바탕으로 "도망가!" 혹은 "숨어!" 하고 소리치는 기능계를 만들었다. 구조 속에 기능이, 기능을 위해 구조가 서로 협력하면서 생명을 발생시키고 유지하며 방어하고 재생하면서 생명은 대를 이어나가는 것이다.

체질의학은 '구조'와 '기능'이 상생하는 장

하나의 세포는 60일 정도 살지만 복제를 통해 영생을 누린다. 복제에 복제를 거듭하며 자신의 유전자를 다음 세대로 전하는 것이다. 그러나 세포들을 부여잡고 살아가는 인간은 짧으면 수십 년 길어야 백년쯤을 버티고 버티다 결국 사라진다. 나의 '구조'인 세포는 다음 세대를 이어가는 기쁨을 누리며 불평 없이 사라지건만, 나의 '기능'인 감정과 마음과 의식은 평생을 흥분하고 기뻐하며 슬퍼하고 우울해하며 살아간다. 그러다가 몸이 병들고 나이를 먹으면 실패자의 심정으로 세상을 떠난다. 단지 말년에 이르러 생로병사를 느끼는 것만이 아니라 사는 내내 이런저런 질병에 시달리며 고통으로 힘겨워한다.

그러느라 어느새 우리 몸이 가져다준 축복의 선물은 잊고 만다. 첫눈에 반해 사랑에 빠지고 성적 희열을 만끽하며 누렸던 생식활동이 자식이라는 선물을 주고, 이로 인해 종을 번식하는 영광을 얻지 않았던가. 또, 사소한 것 같지만 맛있는 음식에 대한 쾌락은 적당한 영양을 항상 유지하려는 몸의 작전에 지나지 않는다. 물론 지나쳤다가는 비만이라는 보너스를 덤으로 받겠지만 말이다.

사람들은 대체로 몸이 주는 축복만 즐기고 싶어하고, 그 사이사이에 발생하는 피치 못할 친구는 질병이라는 이름으로 적군처럼 대한다. 그러니 평생 내 몸의 병과 한 번도 화해하지 못하는 경우가 많다. 그러나 질병은 인체의 적이 아니다. 질병이 가져다주는 선물도 있다. 어떤 경우 질병은 몸의 구조가 너무 지나치게 해온 힘자랑을 멈추게 하고, 또 어떤 경우에는 제 스스로 지난날들을 되새기며 휴식을 취하게 한다.

구조와 기능은 서로에게 결코 싸움의 상대가 아니다. 오히려 서로 연합해야 하는 동료다. 구조 중심의 서양의학과 기능 중심의 한의학도 마찬가지다. 서로 싸울 자리만 찾지 말고, 더 폭넓은 대화를 통해 지겨운 백년전쟁을 끝내야 한다. 더욱이 우리나라는 이제마가 쌓은 독보적 수준의 체질의학을 보유하고 있으니 이는 훨씬 더 현실적 가능성이 있는 이야기다. 체질의학이 구조의학과 기능의학 사이에서 대화의 장이 될 수 있다.

이 책에서 나는 조선 후기 의학자 이제마의 '사상의학', 이를 현대의 체질의학으로 발전시킨 권도원의 '팔체질의학'을 한의학 전문용어가 아닌 보통 사람의 말로 풀어보려 한다. 이 과정에서 유럽의 전통의학인 홍채의학이 협력자로 동참할 것이다. 나의 목표는 분명하다. 기능과 균형을 중시하는 우리 한국의학의 비밀과 기적, 그 혁명성을 이야기하고 싶다.

무의식을 들여다보는 '전체성'의 의학

의학보다 환자의 몸이 더 중요하다

홍채를 들여다보는 진료행위는 참으로 경건한 일이다. 피 한 방울 내지 않고 환자의 몸속으로, 무의식 세계로 들어가는 여행이라 그렇다. 나는 15년 넘게, 내 진료실을 찾는 모든 환자의 홍채를 보았다. 다시 오는 환자들은 다시 또 보았다. 전과 조금이라도 달라진 곳이 있을까 싶어서, 아니면 오늘 불편해하는 것이 혹 전에 놓치고 못 본 부분 때문은 아닌지 확인하기 위해서, 내 진료실에만 들어오면 무조건 눈속을 본다. 발목이 삐었으니 얼른 침이나 놓아달라 해도, 나는 거의 무의식적으로 환자의 홍채부터 들여다본다.

과거와 현재와 미래를 동시에 보다

다른 의사들처럼 환자와 대화를 나누기도 하고 몸의 느낌이나 증상에 대해 묻고 듣고 할 때도 있지만 그때는 환자의 극히 일부분만 만나는 것 같다. 그런데 환자들이 자신의 눈을 내게 서슴없이 보여주면, 나는 말은 안 해도 속으로는 한없이 감사하다. 환자 자신도 모르는 자신의 세계를 내게 열어주며 나의 방문을 허락하는 것이기 때문이다. 그가 가진 전체를 보여주는 것이기 때문이다. 그럴 때면 나는 자연스럽게 정현종 시인의 〈방문객〉이라는 시의 일부를 떠올리곤 한다. "한 사람이 온다는 것은 어마어마한 일이다/그의 과거와 현재와 그의 미래가 함께 오기 때문이다."

홍채에는 그 사람의 과거와 미래가 현재의 한 점으로 압축되어 있다. 의사인 나는 시간을 초월하고 공간을 넘나드는 고차원의 세계 속으로 들어가게 된다. 꿈속에선 시간이 없다. 공간도 초월한다. 무의식의 세계인 것이다. 홍채에는 환자 스스로도 깨닫지 못하는 그런 무의식의 세계가 있다. 그리고 나는 의식의 세계를 보는 눈을 통해 환자의 무의식 세계 속으로 들어간다.

거기에선 환자의 몸과 마음이 만들어낸 파노라마가 펼쳐지고 있다. 간과 심장, 췌장과 폐, 신장이 제각각 자기 일에만 몰두해 있는 것이 아니라, 서로 하나가 되어 전체를 이루는 아름다운 곳이 바로 홍채이기도 하다. 분리되는 세계가 아니라 하나로 연합하는 세계이며, 높은 곳과 낮은 곳이 차별화되는 비대칭의 세계가 아닌, 완벽한 대칭의 세계를 이루는 경건한 곳이다.

홍채로 진단하는 한의학은 구조를 기초로 하는 기능의학이며, 신체의 불균형한 비대칭을 바로잡으려는 대칭의학이기도 하다. 보이는 세계의 의식 너머에 있는 것, 곧 무의식의 의학이며, 모든 것을 하나 되게 하는 전체성의 의학이다. 결국 생명의 근본과 연결되는 뿌리의학이라고 말할 수 있다. 어찌 생각하면, 그동안 한의학은 자기 얼굴을 한 번도 보지 못한 숲속의 잠자는 미녀가 아니었을까. 그러나 한의학이 홍채의 학을 만나면, 긴 잠에서 깨어나 호수에 비친 얼굴을 보고 놀라는 유서 깊은 왕국의 공주가 된다.

한의학에 필요한 새로운 사고

생물학과 철학을 융합한 칠레의 신경철학자 움베르토 마뚜라나 (Humberto R. Maturana)는 《있음에서 함으로》라는 책에서 '사랑'을 생물학적으로 정의했다. "우리의 사고를 지배해온 편견과 야망과 기대에서 우리의 시각이나 이해를 제한하거나 왜곡하는 요소들을 제거하는 능력을 길러야 한다. 그것이 진정한 자유이며 사랑이다."

사실 우리는 자신의 시각과 신념이 무엇에 의해 왜곡되는지조차 잘 알아차리지 못할 때가 많다. 마뚜라나는 진정한 사랑의 실천은, 자기 자신이든 다른 사람이든 그 누구도 편견과 야망으로 제한하지 않는 것이라고 했다.

마뚜라나가 말한 생물학적 사랑은 결국 제 스스로 제 생명을 조직해가는 육체적이고 정신적인 권리가 건강한 자에게든 병든 자에게든 누구에게나 보장되어야 한다는 의미로 해석된다. 결국 "이건 학문이다"랄지 "이건 의학이다"랄지 하는 명분으로, 이 확장된 생물학적 사랑과 자유를 제한하지 말아야 한다는 이야기다. 환자의 진정한 자유를 보장하는 것이야말로 치료행위를 하는 자들의 임무다.

그렇다면 이제 한의학에도 새로운 사고가 요구된다. 나는 그 '새로운 사고'의 단서를 철학자 슬라보예 지젝의 책에서 얻었다. 지젝은 《폭력

이란 무엇인가》에서 오늘날의 현실을 통찰하며 일갈한다. "우리가 양
보해선 안 되는 '레닌주의적' 입장이란 오늘날 실질적인 사상의 자유는
현재 지배적인 지위에 있는 자유민주주의적이고 탈이데올로기적인 합
의에 의문을 제기할 자유를 의미한다. 그것이 아니라면 그것은 자유가
아니다."

나는 이 말을 한의학적 입장으로 치환해서 이해했다. 즉 현대의 지배
적 의학이라고 자부하는 서양의학에 의문을 제기할 만큼의 사고력이
없다면, 그것은 인류 전체가 곧 진정한 생명과 건강에 대한 자유를 억
압당할 가능성을 내포하는 것이라고. 중심의학에서 떨어져 있다는 한
의학의 독특한 운명이 도리어 환자들을 위한 진정하고도 본질적인 의
문을 제기할 수 있는 위치에 서게 하지 않을까.

더 나아가, 프랑스의 정신의학자이자 철학자인 자크 라캉이 언급한
'대타자의 욕망'이라는 것도 떠올려볼 수 있다. 대기업의 욕망, 자본주
의가 만들어낸 인공적·화학적 의학의 욕망, 과학만능주의의 거대한 욕
망에 도취된 환자가 자신도 모르는 사이에 '의학의 도구'로 전락하는
불행을 막아낼 수 있는 능력을 기르는 것, 이 또한 내게 주어진 그리고
우리 한의학에 주어진 중요한 숙제다.

홍채진단이 효과적 치료로 이어지려면?

유럽 홍채체질의학과 한국 사상의학의 만남

내가 처음으로 TV 방송에 출연한 때는 2000년이다. MBC의 〈모닝스페셜〉이라는 생방송 프로그램이었는데, "대전에서 올라온 홍채의사 박성일"이라 소개받고 홍채와 몸에 관한 이야기를 했다. 벌써 10여 년이 지났다. 눈만 보면 병을 알 수 있다는 이야기가 TV 전파를 타고 전국으로 퍼지자, 아침 생방송을 마치고 대전으로 내려가는 사이에 벌써 한의원의 전화기는 불똥이 튈 정도였고, 그래서 간호사들은 예약을 받느라 혼을 뺐다. 도착해보니 단 세 시간 만에 석 달 예약이 끝나 있었다.

홍채진단 방송을 보고 전국에서 MBC에 문의전화가 빗발쳐 방송사 홈페이지에 한의원 연락처를 안내해주기까지 했다. 방송 말미에, 당시 진행을 맡은 이재용 아나운서가 "홍미로운 홍채 이야기를, 시간이 모자라 다 못했습니다. 다음 주에 한 번 더 나오셔야 할 것 같습니다"라고 즉흥 멘트를 했는데, 그게 빌미가 되어 한 주 쉬고 다시 두 주 만에 〈모닝스페셜〉에 출연해야 했다.

이번에는 촬영팀이 미리 한의원에 내려와 홍채진단 장면과 진료 모습까지 상세히 촬영을 해 갔다. 그리고 두 번째 방송이 있던 날, 첫 방송 때와는 사뭇 다른 태도가 느껴졌다. 사실 첫 방송 때 아나운서들의 태도는 약간 시큰둥했다. '도대체 이 아침에, 그것도 멀리 대전에서 홍채나 본다는 한의사를 왜 부른 거야?' 하는 분위기였다. 그러나 두 번째 출연 때는 거의 내가 주인공이었다. 아나운서들의 홍채를 봐주고, 촬영팀의 카메라맨들도 자기 홍채를 간단히라도 보고 설명해주기를 바랐다. 고작 두 주 사이에 꽤 유명한 한의사가 되어버린 것이다.

홍채진단에선 환자가 중심이다

내가 홍채를 들여다보기 시작한 때는 1994년이다. 그러나 방송에 출연할 당시인 2000년만 해도 홍채진단과 그에 근거한 한약 처방 및 침 치료 매뉴얼이 완벽하게 정리된 상태는 아니었다. 그럼에도 불구하고, 환자의 병을 환자의 전반적 몸상태를 기준으로 두루뭉술하게 해석하는 전통적 한의학 진단법으로는 몸의 부분적 약점을 다 파악할 수 없던 시절이라 홍채진단은 매우 신선하게 사람들에게 다가갔던 것이다.

실제로도 홍채진단을 활용하면, 환자의 몸 구석구석의 해부병리학적 약점까지 눈으로 직접 볼 수 있어 치료율이 매우 높다. 한의학은 전체적으로 진단하고 치료하는 데 능하고, 양의학은 부분적이고 분석적인 진단과 치료에 강점이 있다. 그런데 홍채진단은 전체와 부분을 동시에 볼 수 있는, 게다가 모니터 화면에서 이미지로 확인도 가능한, 놀랍고 획기적인 방법이었던 것이다.

구체적으로 이야기하자면, 환자가 어떤 극심한 고통을 느껴 불안에
떨다가 의원을 찾았다 해도 만약 홍채진단을 통해 현재의 증상이 크게
우려할 필요가 없는 것, 즉 환경이나 스트레스 유발 요인 등에 의한 일
시적 증상이라는 게 곧바로 화면에 나타나면, 환자는 이내 안심할 수
있게 되는 것이다. 당장은 어딘가 심해 보이는 병일지라도 유전적이거
나 체질적 원인이 아닌 일시적 증상임을 홍채진단은 빨리 확인해준다.
물론 그 반대의 경우도 있다. 겉보기에는 체격도 우람하고 다부져 보이
지만, 태어날 때는 겨우 2킬로그램이 되는 미숙아로 태어났거나, 임신
중에 엄마의 영양상태가 나쁜 선천적 허약체질이라는 것 역시 홍채진
단은 알려준다. 선천적 허약체질 탓에 초등학교 때 이미 안면신경마비
를 경험한 청년도 있었다. 또는 초등학교 4학년 남자아이가 만성두통
이 너무 심해 대학병원에서 CT까지 찍어봐도 원인을 못 찾다가 눈 속
을 들여다보니 홍채의 뇌영역에서 큼직한 허약조직이 나타나, 허약한
몸을 보하는 약 몇 첩으로 두통이 사라진 경우도 있었다. 그 아이가 벌
써 대학교 3학년이다.

요컨대 홍채진단은 현재 겪는 고통의 원인이 유전적이고 체질적인
요소와 관련되는지를 정확히 알려주는 매우 효율적인 진단법이다. 또
건강한 몸을 타고나 간단한 치료만 해도 쉽게 회복될 고통이라는 것을
알려주는 기분 좋은 진단법이기도 하다.

〈모닝스페셜〉 출연 후 몇 년간 수많은 난치병 환자를 만났다. 주머니
속에 서울대병원, 삼성병원, 아산병원 진단서를 넣어 와서는 입은 꾹
다물고 눈만 크게 뜨는 환자도 적지 않았다. "무슨 병인지 알아맞혀봐
라. 그럼 내가 너한테 침을 맞고 약을 지어가마." 물론 모두가 이런 마

음은 아니었겠지만 방송의 여파란 무서워서 다들 좀 그런 분위기였다. 의사인 내 입장에서는 꽤 힘든 진료였다.

그러나 그 당시에도 내게는 어떤 확신이 있었다. 통증이든 질병이든, 특히 난치병이거나 위중한 병은 유전적 혹은 체질적 요인이 그 통증과 질병에 크게 관여한다는 생각이었다. 나는 환자들의 홍채를 들여다본 뒤 그 안의 12시 영역, 즉 머리끝부터 6시 영역, 즉 발가락 끝까지를 차례차례 해석해주었다. 나이 많은 분들은 과거의 질병과 현재의 병 그리고 더 늙어가면서 나타나게 될 병을 조심스럽게 알려주었다. 역시나 무거운 병일수록 유전이나 체질적 연관성이 높게 나타났다. 젊은 사람들의 홍채에서 혹 아직 오지 않은 병이 보이더라도 심각한 약점은 내 마음속에만 담아두고, 건강을 증진하기 위한 전체적 방법론만 이야기해주었다.

독일 홍채체질과 한국 사상체질을 접목하다

서울에서 대학병원과 종합병원을 두루 거친 환자들이 찾아와준 덕분에, 그분들의 홍채와 그분들이 가져온 진단명이 내 홍채진단의 귀중한 임상자료로 차곡차곡 쌓여나갔다. 홍채로 진단해 특정 조직이나 장기의 허약을 보강해주는 치료를 해나갔다. 그러다 어느 순간 큰 한계점에 부닥쳤다. 내가 치료할 능력 바깥에 있는 질환을, 홍채를 통해 진단해 알게 된다는 사실이 도리어 내게는 괴로움이었던 것이다. 그렇다고 큰 병원으로 보낸다고 해결될 일도 아니었다. 어차피 그곳을 거쳐서 내게 온 것이니까 말이다. 나는 딜레마에 빠졌다.

그때 떠올린 것이 독일의 홍채체질의학이었다. 독일에서는 이미

1940년대부터 '유전진단(genetic diagnosis)'이라는 개념으로 홍채진단을 활용했다. 홍채의 색에 따라 유전체질을 세 가지로 나눈 것인데, 파란색 눈(blue eye)의 신경원성 체질, 갈색 눈(brown eye)의 혈액원성 체질, 혼합색 눈(mixed eye)의 간담도성 체질로 분류했다. 파란색 눈은 비뇨생식기 허약과 호흡기 염증성 체질이고, 갈색 눈은 혈액순환장애성 혈액성분 허약체질이며, 혼합색 눈은 간 해독장애성 체질이었다. 그런데 이것은 사상체질과도 일맥상통하는 데가 있었다. 즉 파란색 눈은 소양인 체질과 닮았고, 갈색 눈은 태음인과 소음인 체질과 닮았으며, 혼합색 눈은 태양인 체질과 유사한 면이 많았다.

그뿐만이 아니라 홍채체질의학은 신체 기관조직의 선천적 특징에 따라 체질을 분류해놓고 있었다. 대사질환을 의미하는 대사 산성화 체질, 산염기 불균형을 의미하는 부종성 수분대사 장애 체질, 류머티스 관절염이 쉽게 오는 류머티스성 체질, 당뇨병이나 뇌하수체 장애 등 호르몬 분비 장애가 쉽게 오는 내분비선 허약체질, 관절과 근육과 뼈와 인대가 선천적으로 약한 결합조직 허약체질, 그 외에도 심장·신장 허약체질, 위장 허약체질, 당뇨성 췌장 병리체질 등 여러 가지 유형으로 체질을 분류했다. 아울러 각 체질에 따른 약물 및 식이요법, 생활요법이 1960년대에 이미 거의 정리되어 있었다.

홍채진단을 통한 체질침 치료의 시작

홍채를 이용해서 유전학적 진단을 하고, 또 홍채의학을 한의학에 접목해 치료한 지는 6, 7년이 다 되었지만, 당시 나는 유럽의 홍채체질의학과 한의학의 사상체질을 직접 연결할 생각은 하지 못한 채 그저 부분적으로만 활용하고 있었다. 사상의학은 네 가지 체질이지만 홍채체질 의학은 병리적 체질이 너무나도 세분화되어 있었던 탓이다.

그러다가 내게도 어느 정도 홍채진단 임상 자료가 누적된 2001년부 터는 홍채진단에 의거한 한의학적 체질치료를 좀 더 구체화하고 체계 화하기로 결심했다. 그때나 지금이나 환자가 한의원을 찾아가면 가는 곳마다 체질을 다르게 말한다는 이야기가 많았다. 누구보다 환자들이 그렇게 말했다. 결국 환자들은 체질진단을 100퍼센트 신뢰하진 않는 분위기였다. 한의사 입장에서도 환자마다 형상이나 맥을 통해 하는 체 질진단이 치료와 일치하지 않을 때가 있어 한계를 절감했다. 그리하여 환자가 내원한 첫날 곧바로 체질을 확진해 치료에 들어가는 경우는 전 체 환자의 60, 70퍼센트에 불과했다. 나머지 20, 30퍼센트 환자는 체질 을 확정하지 못해 정확한 치료를 시행할 수 없었고, 이것이 환자들에게 체질치료의 혼란과 불확실성을 가중해 어려움을 겪게 했다.

나 역시 2002년부터 '홍채진단을 통한 체질분류' 그리고 '체질분류에 따른 체질침 치료와 한약 처방'을 적용했지만, 이는 매우 긴 시간을 요 하는 장기전의 시작일 뿐이었다. 이 작업이 제대로 무사히 끝난다면 많 은 환자가 의료비 부담을 최소한으로 줄이면서 화학약물에 의한 피해 도 줄일 수 있게 된다. 가벼운 위장병에서 두통, 복통, 생리통, 요통, 관 절통 같은 통증 질환은 물론이고, 정신 질환과 면역 질환에서 만성 퇴 행성 질환, 노화 질환을 치료할 수 있게 되며, 나아가 암의 체질적 예방 부터 외과 수술 후의 식이생활 관리 및 생명 연장과 질적 개선까지 도 모할 수 있게 된다. 또한 요즘은 의료기술을 활용하는 비질병 의학인 성장장애나 학습장애, 피부건강 개선 등의 영역까지 홍채진단과 체질침 치료술을 확대할 수 있다.

그러나 이보다 더 중요한 것은 화학의학이면서 구조 중심 의학인 서양의학에 부족한 물리의학 및 기능 중심적 의학 개념을 보강해준다는 점이라고 생각한다. 아울러 사람들이 만성적으로 겪는 질병 대부분이 실은 발달불균형에 의한 비대칭적 장애라는 체질의학의 핵심을 의학 전반에 뿌리내리는 것이다. 그렇게 되면 의학은 온전한 생명을 유지하기 위한 역할을 감당할 수 있게 된다. 한의학과 홍채의학이 이 부분에서 일정한 기여를 한다면 이는 곧 조선의학의 자랑이며 한국 한의학의 자존심을 세우는 일이 될 것이다.

'홍채진단'과 '체질'은 각각 1850년경 유럽의학과 한의학에서 처음 사용된 용어다. 시간적으로 보자면 매우 낡고 오래된 것들이다. 그러나 최첨단 과학에 의존해야 질병을 치료할 수 있다는 믿음이 팽배한 21세기에도 이것이 얼마나 유익한지를 알리는 일이, 한의사이자 홍채학자인 내게는 가장 중요한 임무다.

홍채진단, 어떻게 하는 걸까?

간단히 살펴보는 홍채진단과 치료효과

홍채진단이 없었다면 사상체질분류나 팔체질분류의 정확도를 95퍼센트 이상으로 끌어올리지 못했을 것이다. 팔체질 전문 한의사들은 주로 맥의 상을 검사한다. 요골동맥의 파형과 압력 등을 잘 감지해 맥의 상을 8종으로 분류한 것이 체질맥이다. 해당 맥이 나타나면 그 체질로 보는 것이다. 하지만 환자나 초보자들에게 맥상이 어떻다고 구체적으로 설명하기는 어렵다. 환자가 그냥 의사 말을 믿는 수밖에 없다. 한동안은 오링 테스트 같은 것도 유행했지만, 나는 그게 오래가지 않으리라 생각했다. 한 손에 당근이나 양주병을 들고, 나머지 손의 손가락 힘을 측정하는 것인데 물론 정확한 결과가 나올 때도 많다. 그러나 일반인들이 그러는 건 흥미롭겠지만, 의사가 행하기에는 뭔가 어설프다.

최근에는 의료계에서 체질분류 연구를 많이 하고 있고, 특히 한국한의학연구원의 체질의학팀들은 종합적 체질분류 시스템을 개발하는 데서 큰 성과를 내서 실용화 단계에 있다. 체질분류가 다각도로 과학화하고 복잡해지는 분위기에서 그저 눈 한 번 들여다보고 체질을 분류한다는 게 쉽게 납득되지 않는다는 의견도 많다. 너무 단순해서 도리어 그 가치가 드러나지 않는 것이다. 사실 홍채에 나타나는 신호(signs)는 놀랄 정도로 일관성이 있다. 그래서 홍채진단, 그것도 유럽에서 시작된 유전진단법이 내게는 마치 한국의 사상체질분류나 팔체질분류를 돕기 위해 만들어진 것처럼 느껴질 정도다.

당신의 홍채가 말해주는 당신의 체질은?

사상체질에 따르면, 소양인은 신장과 방광 등 비뇨기나 생식기가 약하다. 홍채는 이 영역을 5~7시 하부 영역에서 표시해준다. 이 영역에 허약구조가 있거나 다른 영역에 비해 색소 탈색이 많다면 거의 소양인이라 보면 되는데, 이들은 또 홍채 색깔이 매우 밝은 편이다. 홍채가 밝을수록 열성 체질에 속한다.

소양인의 홍채에는 특히 자율신경환이 매우 강하게 나타난다. 자율신경환이란 홍채의 동공 영역(홍채 안쪽, 3분의 1 영역)과 모양체 영역(홍채 바깥쪽, 3분의 2 영역)이 만나는 중간에 자리하는 환이다. 동공을 수축하는 홍채 안쪽의 동공괄약근 영역과 동공을 확대하는 바깥쪽 동공산대근 영역이 만나는 경계, 즉 홍채의 가장자리 원에서 동공의 가장자리 원으로 3분의 2 지점에 형성된다. 자율신경환 돌출선 아래로는 세 동맥이 지나가는데 이것이 홍채 표면을 지나는 유일한 동맥 혈관이다. 열성이고 신경 반응이 급할수록, 교감신경의 흥분성이 높을수록, 자율신경환은 더 굵게 형성된다.

　　결국 자율신경환은 교감신경의 흥분성이 높을수록 굵고 강한 원의 형태를 띠게 된다. 자율신경환은 성장 과정에서 모양이 변할 수 있지만, 어쨌든 선천적 체질이 갖는 특성을 자율신경환도 닮게 마련이다. 홍채의 색깔과 홍채가 보여주는 허약조직은 타고나는 것으로 평생 변하지 않는다. 그래서 독일에선 앞서 말한 것처럼 홍채진단을 '유전진단'이라 부른다.

　　이처럼 홍채는 체질 특성에 따른 오장육부의 허와 실을 고스란히 드러낸다. 그런데 여기서 의문을 품는 사람이 있다. 홍채의 모양이란 게 손가락 지문처럼 수만 가지라서 보안 시스템에 사용될 정도인데 어떻게 단순히 여덟 가지나 네 가지로 분류해낼 수 있느냐는 것이다. 하지만 수많은 사람의 홍채를 들여다보면, 같은 체질은 색깔이나 구조가 비슷하다는 결론을 얻게 된다.

홍채를 보면 처방할 약이 보인다

　　만약 이제마가 1894년이 아니라 1994년에 《동의수세보원》을 발표했다면, 나는 당연히 그를 찾아가 그 수하에서 공부를 했을 것이다. 또한 근래의 한의학계에도 특별한 선생이 계시다. 팔체질을 창안한 권도원 선생이다. 나는 그분을 만나 뵙지 못했다. 홍채학이 세간에 화제가 될 무렵 권 선생을 잘 아는 의료업자가 홍채로 정밀한 체질분류가 가능하다는 말을 전했다. 그러나 권 선생은 전혀 관심을 갖지 않으셨다고 한다. 그때나 지금이나 나는 홍채진단이 사상체질에도, 팔체질에도 큰 도움이 되리라고 믿는다. 그런데 권 선생이 홍채진단에 보여준 그런 반응에 실망해, 그 후로는 나도 팔체질에 별 관심을 두지 않았다.

그래서 한동안은 이제마의 사상체질분류에만 집중했고 1998년경 홍채를 통한 사상체질분류를 완성했으며, 체질에 일치하는 한약 치료를 위주로 임상을 했다. 홍채의 색만 봐도 또는 홍채에 난 구멍(허약조직)만 봐도 그 순간 머릿속에서는 당귀, 녹용, 인삼, 숙지황 같은 약제가 자동으로 떠올랐다.

이러다 보니 진료실에 전기가 나가 홍채진단기기를 사용할 수 없는 상황이 되면 환자를 치료하지도 못했다. 다른 한의사처럼 진맥을 해보고 어디가 아픈지 들어도 홍채를 찍어보지 않으면 마치 아무것도 보지 않은 느낌이라 처방을 내릴 수가 없었다. 하루 종일 환자들의 홍채를 들여다보니, 얼굴은 몰라도 홍채는 기억이 날 정도였다. 홍채 속에는 그 사람의 성격과 육체적 강약, 과거에 아팠던 흔적, 아직 나타나지 않은 미래의 병까지 모든 게 담겼으니 한 번만 봐도 오래도록 그 사람의 홍채 속에 담긴 인생 이야기, 생명의 스토리가 기억났다.

홍채진단에 따른 침시술의 효과

그런데 2000년대 들어 젊은 한의사들이 홍채진단을 하고 싶어했고 약보다는 침을 주로 놓는 방식을 원했다. 즉 홍채진단을 침치료와 연결하기를 원했다. 그러나 나는 환자를 진료한 뒤 한약을 함께 처방해줘야 치료효과가 높다고 생각한다. 게다가 홍채진단은 굉장히 정밀한 관찰을 요하는, 의사 입장에선 적잖이 까다로운 진단법이다. 그런 홍채진단을 해놓고 달랑 침만 놓아 치료하는 것은 아무래도 병을 완치하는 데 역부족이었다.

무엇보다 홍채진단은 실증(實證)보다는 허증(虛症)을 확실히 알려주는 진단법이다. 한마디로 몸에서 가장 허약한 부분이 어디인지를 가르쳐준다. 그러므로 한약 처방이 뒤따르지 않으면 안 되는 경우가 많다. 그래서 나는 우선 약을 처방하고, 거기에 겸하여 홍채진단을 시작한 1990년대 초부터는 자율신경조절침으로 시술했다. 교감신경과 부교감신경을 직접 조절해주는 침이다.

이 침을 맞은 환자들은 그 즉시 자율신경이 균형을 잡아 병증에 시달리던 몸이 재빨리 안정을 찾는다. 그러나 침의 효과는 언제나 이틀 정도만 유지되어, 일주일에 두세 번은 재진료를 받아야 했다. 이 침이 병의 뿌리까지 뽑아내지는 못하는 것이다.

그리하여 1999년부터는 홍채진단 결과에 따라 사암침법을 겸하여 시술했다. 사암보사침법을 체질별 허증 병리에 따라 침으로 놓으면 좋은 결과를 보였다. 어떤 사람은 내가 놓는 침을 일컬어 "신침(神針)"이라고 추켜세우기까지 했다. 물론 놀라운 효력은 나의 침술이 대단해서가 아니라 홍채를 통해 정확한 체질분류가 가능해 침을 놓는 효과가 극대화되었기 때문이다. 태음인에게는 간승격 또는 폐정격을, 소음인에게는 위정격을, 소양인에게는 신정격을, 태양인에게는 간정격만 놓았는데도 이상하리만큼 다들 회복되었다(여기서 '승격'이란 항진된 기운을 낮추는 침이라는 뜻이고, '정격'이란 그 반대로 허약해진 기능을 강화해주는 침을 말한다). 이런 임상 사례를 동료 한의사들에게 자랑하듯 말하면, 사암침법이 그런 효과가 있겠느냐며 도리어 의사들이 믿질 않았다. 체질침에서 태양인의 보간침과 태음인의 사간침은 침자리가 같다. 다만 보사법상 경락흐름에 따른 침 방향이 다를 뿐이다.

간단한 사례를 들어보자. 어느 날 오전, 만삭의 임신부 환자가 천식성 호흡곤란으로 내원했다. 홍채를 들여다보니 전형적인 태음인/목양 체질이었다. 태음인 사간침을 놓으니 바로 천식이 멈춰 당사자는 물론이고 따라온 남편도 너무나 신기해했다. 그날 오후에는 피부 알레르기로 온몸이 가려워 잠을 이루지 못하는 아주머니가 왔다. 홍채를 들여다보니 태양인/금양체질에 독성 체질이었다. 허약해진 간의 해독 기능을 높이기 위해 보간침을 놓았다. 침을 꽂는 동시에 가려움이 사라져 이번엔 내가 먼저 놀랐다.

이런 일이 비단 나의 진료실에서만 벌어지는 광경은 아닐 것이다. 그러나 문제는 같은 경혈자리에 침을 놓더라도 방향이 바뀌면 전혀 다른 병이 치료된다는 것을 동료 의사들조차 잘 알지 못하고, 말을 해주어도 비과학적이라며 믿지 않는다는 점이다.

같은 침자리가 다른 효과를 내는 이유

왜 이런 결과가 나오는 것일까? 한의학에서는 이를 '보사(補瀉)'의 차이라 한다. 즉 원기를 돕는 치료가 있고 나쁜 기운을 내보내는 치료가 따로 있다는 이야기다. 그러나 물리적으로 이해할 수 있는 말은 아니어서 제대로 효력을 내려면 깊은 연구가 선행되어야 한다. 침을 연구하는 것이 아니라 몸을 연구해야 한다.

나의 임상 경험으로 추측하자면, 태음인과 태양인의 장부 강약은 서로 반대다. 한쪽은 간이 실한 대신 폐가 약하고, 한쪽은 폐가 실한 대신 간이 약하다. 양 체질 사이에 공통점이라고는 없다. 그러나 한 가지 공통점을 찾아냈다. 역설적이게도 나는 그 공통점을 한의학이 아니라 서양철학 덕분에 알게 되었다. 앞서 잠깐 언급한 프랑스의 정신의학자 라캉을 통해서다. 뒤에서 좀 더 자세히 설명하겠지만, 라캉은 인간의 심리구조를 이루는 큰 축을 충동과 욕망으로 나누었다. 난 여기서 힌트를 얻은 것이다.

태음인과 태양인은 모두 욕망이 '강하다'라는 공통점이 있다. 차이는 그저 태음인은 육체적 욕망형이고, 태양인은 정신적 욕망형이라는 점 정도다. 항진되거나 억압된 욕망과 관련된 침자리가 바로 간을 보(補)하거나 사(瀉)하는 경혈이다. 항진된 욕망을 억제하는 것이 간승격, 즉 간을 사하는 것이고, 억압된 욕망을 풀어주는 것이 간정격, 즉 간을 보하는 것이다. 그러니 그 침자리는 결국 같은 자리가 되는 게 맞다.

홍채로 성격을 구분한 심리학자
스웨덴의 마트 라손 박사

연초 설 연휴가 되면 나는 자주 일본의 온천에 가서 2박 3일 쉬고 온다. 그해에도 나는 벳부의 스기노 호텔에서 쉬면서 홍채유전체질과 뇌 타입에 따른 분류법 마련에 골몰했다. 그렇게 사흘을 쉬고 새해 월요일 아침에 출근하면 늘 마음이 설레곤 했다.

보통은 FM 클래식을 들으며 기분 좋게 출근하는데, 그날따라 이상하게도 MBC에서 이문세 씨가 진행하던 아침방송을 듣게 되었다. 방송을 듣는데 이문세 씨가 깜짝 놀랄 만한 멘트를 했다. 유럽 멀리 있는 스웨덴의 학자가 홍채검사로 사람의 성격을 알아내는 연구를 했고 그 내용이 세계적인 과학 전문지인 《생물심리학(Biological Psychology)》에 실렸다는 것이었다. 진료실에 도착하자마자 조간신문과 인터넷을 뒤졌다. 관련 내용이 여러 개 떴다.

이 얼마나 오랫동안 기다리던 소식인가. 홍채와 관련된 과학적 논문이라니! 논문의 전문이 보고 싶어 학습 독서 공동체인 '백북스(100Books)' 사이트에 논문 전문을 구해달라고 요청하는 글을 올렸다. 어느새 엄준호 박사가 논문을 직접 찾아내 보내주었다. 얼마나 고마웠는지!

논문을 발표한 사람은 스웨덴 오레브로 대학(Orebro University)의 마트 라손(Mats Larsson) 박사였다. 마트 라손 박사는 이 논문에서 홍채에 구멍이 많은 사람은 성격이 온순

하고 비공격적이며, 구멍 없이 홍채조직이 치밀하면서 선(radial furrow)이 많으면 성격이 적극적이고 공격적인 편이라고 했다. 과연 홍채를 통한 심리분석을 시도한 것이다. '눈을 보면 마음을 안다'는 말을 실증했다고 할까.

그의 논문에서는 홍채학과 관련된 생물학적·신경학적 고찰들이 풍부하게 담겨 있어, 내가 '홍채진단을 통한 체질분류'를 특허출원하는 데 큰 힘이 되어주었다. 만나보지도 않은 스웨덴의 심리학자에게서 큰 격려를 받을 정도로 당시 홍채학은 외로운 학문이었다. 논문을 읽은 뒤 너무 큰 도움이 되었다며 그에게 이메일을 보냈고 답장도 받았다. 내가 쓴 홍채 관련 논문도 한 부 보내주었다.

마트 라손 박사의 논문을 읽고 나는 왠지 자신감이 생겼다. 10년 가까이 움켜쥐고 있던 '홍채진단을 통한 체질분류'를 이젠 세상에 발표해야겠다는 확신이 들었다. 발표 전에 특허 등록부터 한 것은, 한국 한의학의 우수성을 지켜내겠다는 마음가짐에서였다. 사상체질과 팔체질은 한국의학의 귀중한 자산이면서 미래의학을 선도할 중요한 지적 자산이 아닌가. 정교한 체질분류를 통한 체질침 치료는 유전적 약점을 극복하고 질병을 예방하며 난치병을 치료하는 한국의학의 에센스다.

2

현대인의 질병, 희망은 있는가?

'선진국병'이라 불리는 것에 대한 체질의학의 대답

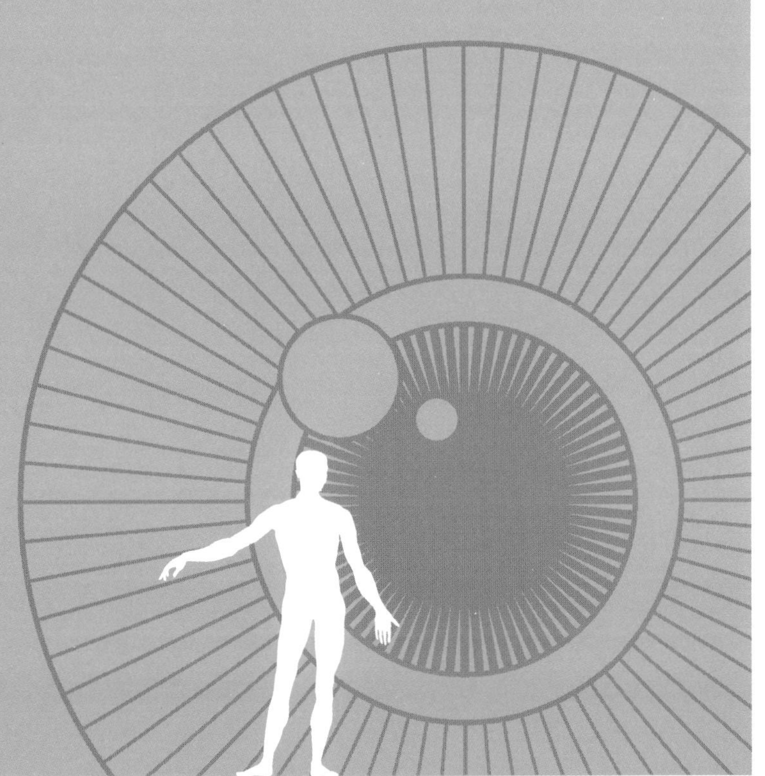

'우울증'은 제약회사가 고안한 마케팅 상품

마음을 보는 의학이 필요하다

한의과대학을 졸업한 해가 1981년 2월이니, 내가 대학에 입학해 침을 잡은 지도 어언 40년이다. 아무것도 모르던 20세 청년이 그 당시에는 서울의 변두리였던 동대문구 회기동 1번지에서 대학 6년을 마쳤다. 그 후 수련의 과정을 거치고 대학원 석·박사 과정을 다 마치고서도 환자를 치료한다는 게 얼마나 어려운 일인지를 매순간 느꼈다. '쉬운 환자'란 없다.

과학의 시대에, 흔히들 과학적이지 않다고 인식하는 한의학을 40년 가까이 했다. '과학적'이라는 것은 무엇인가? '과학(科學)'이라는 한자에서 드러나듯(나눌 '科') 끊임없이 분류해서 분석하는 것이 과학이다. 그래서 '과학'은 거대한 바위덩이도 현미경으로 봐야 직성이 풀리는 학문이다. 미세한 영역으로 나누어가는 작업이 이른바 '과학'의 특징이다. 그런데 한의학은 '비과학적'이게도 아무것도 나누지 않고 오히려 가능한 한 전체로 통합해서 보려 한다. 그래야 '사람'이 보이고 '병'이 보인다고 생각하는 의학기술이다.

그러나 전체를 보기가 어디 그리 쉬운가. 구석구석을 대강은 알아야 만 또는 크게 모르는 곳은 없어야만 전체가 보이지 않겠는가. 그래서 나도 전체를 보는 시각이 겨우 생겼다고 여겨지기까지 족히 20년은 걸린 것 같다. 40년 중 20년은 나누어 보느라 보냈고, 나머지 20년은 흩어진 것을 모으느라 보낸 것 같다.

40년이 지난 지금 내가 얻은 결론은 세포와 기관조직으로 이루어진 인체와 오장육부는 과학적으로 운행되겠지만, 사람과 의식과 마음은 지극히 과학적이지 않다는 것이다. 나눌 수도 없고 모을 수도 없는 것, 게다가 너무나 변화무쌍하고 예측 불가능한 것, 그것이 바로 사람의 마음이며 정신이다.

언어철학자 루트비히 비트겐슈타인의 《철학적 탐구》에는 심리철학에 관한 그의 생각이 담겨 있다. 그는 인간의 미묘한 느낌, 직관, 마음 등을 "계량 불가능한 증거"라고 부르며 과학적 증거와 구별했으며, '전체를 보는 탐구'를 마지막까지 중요시했다.

피로사회에서 살아남는 법

내가 다니던 한의과대학에서는 심계내과와 임상병리학을 가르쳤다. 본과 3학년 수업에서 학생들에게 가장 먼저 가르치는 단원(單元)은 〈피로(虛勞, Fatigue)〉였다. 피로는 환자 스스로 자기 몸에 주의를 기울이게 되는 가장 흔한 증상 중 하나다. 만성피로를 일으키는 원인의 80퍼센트는 심리적 요인이고 단지 20퍼센트 정도가 여러 가지 질환이 원인이 된다. 그리고 80퍼센트를 차지하는 그 심리적 요인은 대체로 '불안'과 '우울'이다.

피로감은 사람들이 가장 흔히 느끼는 신체와 마음의 현상이라 할 수 있다. 나른한 피로감을 날려버리는 가장 손쉬운 방법이 커피 한잔이다. 좀 피곤하다 싶으면 그냥 진한 커피나 한잔 마시고 다시 기운을 차리곤 한다. 하지만 피로감을 우습게 봤다가는 나중에 크게 후회하게 된다. 심각한 병이 될 수도 있는 간 질환과 폐 질환, 심장 질환과 갑상선 질환 그리고 암 질환 등 대부분의 병이 초기에는 피로감을 동반하는 것이 특징이기 때문이다.

커피 한잔으로 하루를 시작하는 현대인들에게 불안, 우울, 피로는 질병으로 인식되기보다 몸과 마음에서 발생하는 자연스러운 현상의 하나로 여겨졌다. 그러던 우리가 어느새 조금만 불안하면 항불안제를, 우울하면 항우울제를, 잠이 잘 들지 않으면 신경안정제와 불면증 약을 복용하게 되었다. 반은 농담처럼 흔히 하는 말로, "뉴욕 사람들은 아침에는 항우울제 프로작의 힘으로 일어나 움직이고, 오후에는 아스피린으로 두통을 달래며, 저녁에는 수면제 바륨으로 잠을 청한다"고 하는데, 우리 사회도 점차 이런 꼴이 되어가는 것이다. 정말로 불안과 우울은 질병인 것인가?

노스웨스턴 대학의 연구교수 크리스토퍼 레인이 그 대답을 들려준다. 수줍음이나 불안, 우울증 등은 만들어진 질병이라는 것이다. 《만들어진 우울증》에서 크리스토퍼 레인은 "불안과 우울증은 질병을 브랜드화하는 데 가장 성공한 작품이다"라고 언급한다. 이 책은 스폰서 기업에 종속된 미국 정신의학계의 현주소를 적나라하게 폭로한다. 즉 글로 벌 제약기업들이 새로운 질병을 창안하도록 돕고, 그 질환을 '약'이라는 상품과 연결하기 위한 전략회의를 끊임없이 해왔음을 미국정신의학협회의 기록 등을 근거로 추적한다. 이 책에서 크리스토퍼 레인이 하고 싶은 말은 결국 환자들이 이러한 상황의 가장 큰 피해자라는 것이다. 가벼운 우울증이나 불안을 겪는 사람들이 그때마다 항우울제나 항불안제를 복용함으로써 도파민, 세로토닌, 노르에피네프린(norepinephrine) 같은 뇌호르몬을 제 스스로 정상 분비하지 못하는 부작용을 겪게 된다는 것이다.

이미 의료계와 의료인이 환자나 일반인으로부터 존경받으며 "선생님, 선생님" 하는 소리를 듣던 시대는 갔다. 1980년대 초만 해도 동네에 내과라도 하나 있으면 좋은 동네였지만 다 과거의 일이다. 쏟아져 나온 의사들 덕분에 건물마다 의원이 몇 개씩 들어차 오히려 식당보다 병원이 더 많은 시대가 되었다. 물론 아직도 환자들은 건성으로나마 "의사 선생님"이라고 부르지만, 문제는 의사 쪽이다. 과연 환자를 대하는 속마음이 어떤지 나로서도 잘 모르겠다. 더욱이 꼭 필요한 약만 처방하는, 가급적 약 처방을 주저하는 의사가 얼마나 될까? 그리고 그런 의사를 더 신뢰하는 환자가 과연 몇이나 될까?

한약은 '화학적 약물'이 아니다

화학적 약물, 특히 의존성이 있는 약물 복용은 매우 신중해야 한다. 아이를 키우는 엄마들을 보라. 아이가 좋아하는 과자에 포함된 식품첨가제와 인공색소, 방부제 등의 화학성분에 얼마나 민감한가. 반면 정작 어른인 자신은 화학약품에 대한 거리낌이 별로 없다. 이유야 여러 가지

일 것이다. 갑자기 깨질 듯 아픈 두통이나 생리통을 앓아본 여성들은 진통제 한두 알로 그 고통이 사라진다는 것을 알고 있고, 그런 처치로 느낀 행복감을 뇌가 학습해버린 것이다. 화학성분으로 구성된 알약 하나가 우리를 고통에서 행복으로 인도한다는 것을 말이다. 하지만 그것도 잠시일 뿐이다. 약의 성분이 혈중 농도를 어느 정도 유지하는 동안만이다.

나는 지금 화학약품에 대한 거부감을 일깨우려는 게 아니다. 과학과 제약산업의 발달로 고혈압, 당뇨병, 항생제 등이 개발되어 죽을 사람도 살리는 기적을 이뤘음을 모르지 않는다. 다만 그런 기적이 시작된 지도 어느덧 70여 년이 지났다. 1940년대에 개발된 페니실린은 당시만 해도 원시적 수준에 머무르던 서양의학을 세계를 주도하는 의학으로 탈바꿈시켰다. 바로 화학의학의 힘이었다. 특히 영국의 세균학자 S. A. 플레밍(Fleming)이라는 과학자의 연구 노력이 서양의학의 기적을 가능하게 했다고 볼 수 있다.

페니실린이 나오기 전인 1940년대 초 뉴욕의 벨뷰 병원에는 겨울이면 폐렴 환자가 너무 많이 찾아와 복도를 지나 화장실 앞에까지 환자들이 누워 있었다고 한다. 한겨울이 지나면 그 입원 환자들 중 절반이 사망했다. 그런데 1944년부터는 페니실린을 투여할 수 있게 되었고 환자들 중 99퍼센트가 무사히 퇴원했다 하니, 정말이지 인류 최대의 기적을 만든 약이 아닐 수 없다. 이 기적의 약 페니실린을 시작으로 서양의학은 화학의학의 길을 걷게 된다.

반면 한의학은 물리적 진리에 기반을 두는 물리의학 치료법을 유지해왔다. 그렇다면 여기서 의문이 하나 떠오를 것이다. 한약은 화학물질이 아니란 말인가? 한약도 당연히 화학적 성분으로 구성된 물질이다. 그러나 한약 치료는 단지 화학적 성분으로만 하는 게 아니다. 성분은 화학물질이지만 오행과 음양의 우주관에 따라 신체를 물리적 관점으로 해석해서 조정해주는 역할을 하는 것이 한약이다.

인체를 화학적으로 분해하면 70퍼센트는 H_2O, 즉 물이다. 물 50킬로그램과 몇 가지 화학물질만 있으면 인체와 유사한 무언가를 만들 수 있지만, 그것이 곧 사람이 되지는 않는다. '사람'으로서 생명을 얻으려면 우주의 에너지(氣)가 필요하다. '기'란 살아 있는 정보라고 말할 수 있다. 정보는 생명(生命), 즉 살아 움직이는 명령(命令)이다. 유전자 속에 새겨져 인체를 만드는 단백질들에게 보내는 살아 있는 명령인 것이다. 한약은 '식물'이라는 살아 있는 생명의 기운을 포함하고 있으며 고유의 맛, 즉 기미(氣味)를 갖고 있다. 그러나 단지 화학구조를 복사했을 뿐인 '화학물질'은 그와 달라, 그저 '명령 없는 무기'일 뿐이다. 칼이나 총이다. 그런데 쏘는 사람은 없다.

전인적·철학적 해석이 필요한 마음의 통증

2011년에는 카이스트 학생들의 연이은 자살로 온 나라가 들썩거렸다. 우리 집에서 걸어도 15분이면 닿는 거리에 있는, 이른바 "천재들의 학교"라 불리는 카이스트에서 해마다 안타까운 희생자가 발생하고 있다. 그중 한 학생은 몇 년 전부터 조울증으로 병원 치료를 받았고, 군대에 갔다가 증상이 심해지는 바람에 의가사 제대를 한 뒤 복학한 지 얼마 안 되었다고 한다. 복학 한 달 만에 제 스스로 세상을 떴다. 저 자신의 내면 속 깊은 바다에서 밀려오는 쓰나미를 견디지 못한 것이다. 학생들의 소식을 들을 때마다 가슴이 아팠다. 항우울제도 소용이 없는 '질병'으로서의 우울과 불안은 이토록 치명적인 결과를 낳는다.

사실 우울증은 인간의 역사와 늘 함께해온 질환이다. 수천 년 전에 쓰인 서양의학서도 사람의 체질을 분류할 때 우울체질을 포함시켰을 정도니까 말이다. 우울 현상은 문화적으로는 인간의 정신적이고 정서적인 특징으로 간주되지만 의학적으로는 질병으로 분류되고는 한다. 하지만 외로움, 우울, 고독 등은 인간을 인간답게 만드는 뇌의 중요한 기능이기도 하다. 만약 우울할 때마다 항정신성 의약품을 복용한다면, 그리고 약물에 대한 그런 의존이 계속된다면, 우리는 더 큰 부작용을 얻게 된다. 제 스스로 용기 있게 일어나 헤쳐가려는 힘, 즉 자연치유력이 점점 더 약해지는 것이다.

카이스트는 학교 내의 자살 문제를 예방하는 대책의 하나로 전교생에게 심리요법을 실시하기로 했다고 한다. 심리요법이 더 효과적이려면 홍채진단이 기반이 되어야 한다는 것이 내 생각이다. 우선 정확한 유전체질을 알아야 그 이후의 치료가 가능할 테니까 말이다. 좀 더 구체적으로 말하자면, 체질적으로 우울증이 좀 더 쉽게 발생하는지 여부를 홍채진단을 통해 확인할 수 있다. 만약 그런 체질이라면 도파민 생성 활성화를 지속적으로 돕는 체질침을 맞음으로써 약물의존에 따른 부작용 없이 급작스런 심리 변화로 인한 극단적 행동을 자제하는 능력을 강화할 수 있다.

보통 우울증이 가장 많이 발생하는 체질은 태음인이다. 태음인은 고기를 무척 좋아한다. 태음인이 며칠씩 고기 없이 채소로만 끼니를 때우면, 당연히 고기가 먹고 싶어질 것이다. 이는 영양의 균형이 깨져서 나타나는 증상이기도 하지만, 신체의 활발한 활동을 위해 분비되는 도파민이 부족해지면서 일어나는 현상이다. 그렇다고 해서 이런 경우에 파킨슨병 치료에 쓰이는 도파민 수용체 약인 엘 도파(L DOPA)를 먹이는 건 타당치 않다. 그럼 손쉽고 안전한 방법은 무엇인가? 바로 소고기를 실컷 먹는 것이다. 단백질 풍부한 스테이크가 뇌에 필요한 호르몬인 도파민과 노르에피네프린 수치를 높여줄 테니까 말이다.

2010년 《포브스》 8월호에는 정신과 의사 칼 다이서로스(Kal Dei-sseroth)의 글이 실렸다. "현대의학에서는 아직도 어떤 두뇌회로가 우울증을 유발하는지 알지 못한다"고 말하는 그는 스탠퍼드 대학에서 직접 우울증 환자를 치료하고 있는 그 방면의 전문가다. 칼 다이서로스는 "정신분열증과 같은 정신병 분야는 의학적으로 가장 발전이 더딘 분야"라고 시인하면서, "세로토닌과 도파민 같은 두뇌화학물질이 부족한 경우에만 정신병이 생긴다는 건 너무 단순한 생각이며, 두뇌가 고속 데이터를 처리하는 장치라는 점이 중요하다"고 강조했다. 무엇보다도 그는, 인간이 두뇌화학물질의 변화에 종속되는 존재가 아니라는 것, 인체란 그 이상으로 복잡하고 섬세한 생명현상임을 재차 강조했다.

이처럼 우울증은 화학물질의 과잉이나 부족 문제를 넘어 유전적·체질적·존재론적 요소가 함께 고려되어야 하는 질병, 곧 철학적 불균형도 함께 통찰해봐야 하는 전인적 질병이다. 제약회사가 약을 팔기 위해 고안한 마케팅 상품으로 변질되면 절대로 안 되는 것이다. 칼 다이서로스가 강조했듯, 정신병은 단지 신경전달물질의 수준이 변해서 생기는 게 아니다. 체질의학적 관점에서 해석하자면, 우울증을 비롯한 정신적 질병은 오장육부의 불균형이 초래하는 심신일체적 질환이다.

'불안'은 영혼을 잠식하지 않는다

불안은 인생의 코치

불안은 사실 우리를 열심히 살게 하는 최고의 인생코치다. 너무 열심히 사느라 일중독이 되게 할 위험성은 있지만, 과연 영장류를 포함한 동물 중 인간만큼 치열하게 사는 종족이 있을까?

만약 동물을 대상으로 체질분류를 한다면 어떤 결과가 나올까 생각해본 적이 있다. 아마 파충류는 충동성이 강하며 뇌간이 발달한 소양체가 아닐까? 그리고 포유동물 대부분은 변연계가 발달한 우울형인 태음체일 것이다. 우리 '인간'은 다른 동물에 비해 특히 대뇌피질이 발달했으니 전체적으로는 불안형인 소음인에 속하리라. 결국 인간의 운명이란 '불안'과 함께 살아가는 것이다. 산속의 동물들이 공포감과 두려움 때문에 삶의 의지를 느껴 먹이를 사냥하고 자신보다 강한 동물로부터 자신을 보호하고자 용기를 내는 것과 유사하다.

우리는 왜 불안한가?

불안이 발생하는 가장 큰 원인은 생각이 넘친다는 데 있다. 생각이 넘치다 보면 쓸데없는 사고를 하느라 뇌의 에너지를 소모하게 되고, 그러면 신체가 정상적 생리기능을 유지하는 힘이 줄어든다. 그래서 그 여파가 신체적 증상으로 나타난다. 예컨대 심장이 예민해져 가슴이 잘 뛰는 심계항진과 정충(怔忡) 증상이 생겨나고, 위장기능까지 저하되어 영양상태가 불량해지면 전신의 기운이 더욱 탈진해 호흡기능까지 저하되어 과호흡의 부작용이 발생한다. 갱년기 여성의 경우 숨이 막힌다며 응급실에 실려 갈 정도로 공황장애가 발생하기도 한다. 불안증이 여성의 공황장애로 이어질 수 있고 청소년의 틱 장애(tic disorder)로 이어질 수 있는 것이다.

그러나 불안증은 인간심리의 특징적 현상일 뿐 질병은 아니다. 그러면 치료가 필요 없다는 말인가? 증상이 있으므로 당연히 치료는 필요하다. 그러나 의사의 일방적 처방에 의한 치료라기보다는 의사와 환자가 함께 치료하는 것이다. 넘치는 생각을 멈추는 인지치료도 필요하고, 세로토닌이 과잉 분비됨으로써 아세틸콜린(acetylcholine)의 분비는 저하되니 그러한 호르몬 불균형도 조정해줘야 한다. 이때 침치료가 매우 효과적이다.

아울러 다른 방식의 치료도 병행될 필요가 있다. 이를테면 신학자 폴 틸리히가 시도한 '신학적 치료'가 그런 것이다. 1960년대에 틸리히는 현대인이 겪는 우울과 불안 심리에 대해 '치유신학'이라 명명되는 치료를 감행해 명성을 날렸다. 틸리히는《존재의 용기》라는 책에서 불안증에는 정신과 의사들이 치료하는 신경증적 불안과 인간존재 자체가 느낄 수밖에 없는 존재론적 불안이 함께 있다고 말했다. 인간사회는 어차피 불확실하고 성공과 실패, 악마와 천사, 삶과 죽음이 혼재하는 마성적 상황이라는 것이다. '생각'이 있는 사람이라면 이런 상황에선 당연히 불안해진다는 이야기다. 그런데 이때 틸리히가 제시한 치료법은 매우 간단하다. 용기를 가지고 나아가라는 것이다. 그게 바로 '존재'를 향한 용기다.

그렇지만 알다시피 없는 용기가 쉽게 생겨나지는 않는다. 한의학적 관점에서 볼 때 용기란 본래 근육의 힘에서 온다. 근육이 튼튼하고 팽창해 있으면, 몸이 근질근질해 괜히 지나가는 사람에게 시비를 걸어 행패를 부리고 싶은 만용까지 생긴다. 용기의 부작용이기도 하다. 그런데 체질상 근육이 가장 약한 사람이 바로 소음인이다. 그래서 소음인들이 불안에 가장 잘 시달리는 것이다.

소음인에게 용기를 불어넣는 치료법이 있으니, 허약한 소화기능을 활성화하고 저하된 심혈관계의 순환능력을 강화하는 것이다. 이렇게 하면 식욕도 좋아지고 근육의 양도 늘어난다. 자연히 기가 생기고 힘이 붙고 용기가 살아 오른다. 폴 틸리히는 바로 이 이야기를 신학적으로 풀어낸 것이다.

체질침 중에는 '용기를 불어넣는 침'도 있다. 믿기지 않겠지만, 아세틸콜린 분비를 높이는 침이다. 아세틸콜린은 신경섬유에서 다른 시냅스로 충격을 전달하는 기능을 하며 특히 골격근을 자극해 신체활동을 강화하는 신경전달물질이다. 본래 이 침은 대뇌피질이 발달해 사고력이 가장 왕성한 체질인 소음인에게 놓는 침이다. 아세틸콜린을 상승시키고 세로토닌을 억제시키는 이 침을 맞으면 불안감에서 벗어나 자신감을 갖게 된다. 용기가 생긴다고 말할 수 있다.

불안증, '알아차림'의 명상법과 체질침으로 치유

1990년대 초까지는 불안증에 시달리는 사람에게 "신경성이니 마음을 안정시키고 자기조절을 하라"고 말했다. 그때만 해도 '불안'은 인간이 겪는 당연한 정신적 경험이지 장애는 아니었다. 수줍음이랄지 우울감도 마찬가지였다. 수줍음이 오히려 긍정적 태도로 받아들여지는 사회적 분위기도 있었다. 수줍음으로 대표되는 겸손함과 조심스러움이 인격 형성에 도움이 된다고 본 것이다. 불안 역시 외부의 자극, 즉 스트레스에 대한 당연한 반응이라고 보았다. 그러던 것이, 언젠가부터 이런 정설은 무시되었고 갑자기 수줍음이나 불안이나 우울감을 지닌 사람들이 정신장애 환자로 양산되기 시작했다. 불과 10여 년밖에 안 된 일이다. 부끄러워한다거나 불안해하는 것, 부정적인 생각이 찾아와 우울해하는 것이 '질병' 목록에 당당히 오르기 시작한 것이다.

그러나 한의학에서는 조금 다른 관점으로 본다. 화를 내는 것, 슬퍼하는 것, 우울해하는 것, 기뻐하는 것이 오장의 기능을 활성화하거나 억제하여 신체균형을 바로잡고, 자신의 체질적 특징을 유지하는 생명의 기능이라고 보는 것이다. 물론 도에 지나치면 병이라고 말할 수 있지만, 아무 때나 질병으로 몰아가는 것은 잘못이다. 의사들만 그런 게 아니다. 왜곡된 상식이나 미디어 선전에 현혹되어 제 스스로 자신을 환자로 만들어버리기도 한다. 이젠 그런 어리석음을 버려야 한다.

불안은 '강박증'과도 직결된다. 흔히 강박증은 의사도 환자도 '치유가 어려운 병'이라 생각해왔다. 계속해서 손을 씻는 행동을 하는 환자가 있다고 해보자. 그런 행동이 잘못된 생각에서 비롯된 줄 알면서도 멈출 수 없는 것은, 강박증을 담당하는 신경회로가 과잉활동을 하기 때문이다. 실제로 뇌영상 연구에 의해 밝혀졌는데, 특히 안와전두피질과 선조체에서 나타나는 과잉작용 때문이라는 것이다.

그러나 자신의 감각과 생각을 고요하게 또 명징하게 관찰할 수 있다면 강박증의 특징 곧 끈질기게 떠오르는 생각에 저항하는 능력도 강화된다는 사실 역시 연구를 통해 밝혀졌다. 일반적 인지치료나 약물요법에서는 별 효험을 보지 못한 환자들이 자기 자신을 고요히 들여다보는 것, 즉 '알아차림(mindfulness)'의 명상법에서 큰 도움을 받았다고, 과학 칼럼니스트 샤론 베글리(Sharon Begley)는 자신의 책《달라이 라마, 마음이 뇌에게 묻다(Train your mind Change your brain)》에서 보고하고 있다.

떠오르는 많은 생각, 흡사 쓰나미처럼 몰려오는 생각이, 실제로는 존재하지 않는 것이며 단지 회로상의 오류로 인해 생긴 쓰레기에 불과한 것임을 명상을 통해 알게 된다면, 강박적으로 손을 씻으려는 행동 역시 올바른 충동이 아니라 두뇌회로에서 겪는 일시적 문제임을 인정하게 된다. 자신의 생각을 제대로 관리하며 순간순간 '알아차림'의 명상을 실천한다면 마음에서 일어난 기능장애나 일시적 불균형도 심각한 강박증이나 우울증 혹은 불안증으로 발전하지 않을 수 있다. 이러한 발달불균형을 바로잡는 것이 나의 체질침 치료인 것이다.

철학자 비트겐슈타인과 '학습장애'

비트겐슈타인이 제안하는 집중력장애 해결법

어느 날 갑자기 몸에서 나타나는 증상이 모두 병이 아니듯 불현듯 발생되는 정신신경계 현상을 다 질병에 포함시키는 일은 신중을 기해야 한다. 실제로 최근의 한 임상보고 역시 과민성대장증후군과 ADHD(주의력결핍과잉행동장애), PMDD(월경전불쾌장애)를 질병의 중대성을 과장하는 대표 증상으로 보았다. 특히 '집중력장애' 같은 병명은 그 진단 자체가 심각한 모순을 내포한다.

비트겐슈타인이 정의한 '학문' 혹은 공부하는 법

루트비히 비트겐슈타인은 1889년에 태어나 1951년에 죽었다. 《동의수세보원》을 세상에 내놓은 사상의학의 창시자 이제마는 1837년에 태어나 1900년에 죽었다. 둘 다 19세기 후반과 20세기 전반을 살다 간 인물이다. 그래선지 나는 비트겐슈타인에게 왠지 모를 매력을 느낀다.

흔히 비트겐슈타인은 해석하기 어려운 언어철학 이론을 풀어낸 '천재 철학자'로 여겨진다. 그의 책은 실제로 철학 전공자가 아닌 일반인이 읽기에 텍스트 자체는 난해한 데가 많다. 그러나 나는 비트겐슈타인을 군이 어려운 철학용어, 즉 논리·사유·고찰 같은 단어로 설명할 필요는 없다고 생각한다.

내가 보기에 비트겐슈타인은 우리 몸에서 일어나는 일반적이고 공통적인 생리기능인 배고픔이나 성 욕구 등에 대한 관심보다는 우리가 왜(why), 어떻게(how), 무엇을(what) 마음에 떠올리고 의식하고 생각하게 되는지에 깊은 관심을 지녔던 철학자다. 그는 MRI나 CT같이 뇌를 검사하는 기계가 전혀 없던 시절을 살았으나, 끊임없이 생각의 근원 혹은 마음의 원리를 탐구했다. 그래서 나는 비트겐슈타인을 '최초의 인문학적 뇌과학자'라고 내 나름 과감하게 주장하고 싶다.

이를테면 비트겐슈타인은 이런 말을 했다. "사물의 가장 중요한 측면은 그것이 너무 단순하고 친숙하기 때문에 우리의 눈길을 끌지 못한다. 따라서 가장 기본적으로 탐구해야 하는 것은 그냥 스쳐지나가는 것들이다."

그는 또 "질문이란 의심하고 생각한 후에 만들어지는 것"이라고도 했다. 너무도 당연한 이야기지만 이 말은 우리를 곰곰 생각해보게 한다. 우리는 '모르는 것'에 대해 생각하려 들지도 않고 무조건 질문부터 해버린다. 생각하는 수고로움이 싫어서, 그리고 답을 빨리빨리 알아내 문제를 해치워버리고 싶어서. 그런 탓에 우리는 얼마나 '당연하다'고 여겨지는 행동들만 해왔던가. 그런데 그는 의심하고 생각한 후에 만들어지는 것이 바로 '질문'이라고 정의함으로써 학문에 대한 정의도 새롭게 내렸다. 학문이란 올바른 질문을 던지는 기술을 배우는 것이라고 했다. 질문을 던지는 기술이 곧 학문이라는 이야기다. 물어보는 기술, 호기심을 갖고 의문을 품는 기술이 학문이고 공부의 법이라고 했다.

학습장애는 신체 건강한 학생들의 특징

비트겐슈타인 이야기를 꺼낸 건 요즘 유행하는 질병 중 하나인 학습장애에 관해 함께 생각해보고 싶어서다. 내 진료실에도 이른바 '학습장애'를 겪는다는 학생들이 많이 찾아온다. 그런데 이상한 것은 몸이 아픈 학생들은 곧잘 혼자 내원하기도 하는데, 성적이 오르지 않거나 집중력 저하로 학습능률이 오르지 않는 학생은 늘 엄마의 손에 잡혀 온다는 점이다. 그리고 증상이 좀 심하게 나타나 충동장애나 정서장애를 일으킬 경우에는 아빠까지 따라온다.

우리 의원만 그런 게 아니라 전국 어디서나 '학습장애 클리닉'이 성황을 이룬다. 자세히 문진을 해보면 대부분 중학교 2학년이 되면서부터 공부에 집중이 안 되기 시작한다. 어떤 학생은 학교 수업 여덟 시간 내내 한 번도 공부에 대해선 생각하지 않았다는 충격적인 말로 부모를 놀라게 하기도 한다. 이 얼마나 솔직한가! 나는 그 아이가 아주 건강한 학생이라고 생각한다.

중·고등학교 6년 동안 수업시간에 한 번도 질문이란 걸 해보지 않은 학생들이 무척 많을 것이다. 공부가 잘 안 되거나 학습의욕이 없다면 더욱 그럴 것이다. 이 경우 정신과에 가서 상담해보면 대개 우울증이나 집중력장애라는 진단을 받는다. 여기에다 싸움질이나 하고 다니는 등 폭력적 성격을 엿보이면 충동장애라는 질병까지 더해져 확실한 ADHD

로 진단받는다.

그러나 한번 우리 자신을 돌이켜 생각해보자. 과연 의심하고 생각하고 그리고 그에 따른 질문을 던져본 적이 있는가? 그저 문제 풀기 위해, 점수 몇 점 더 올리기 위해 머릿속 기억창고만 열심히 뒤지지 않았던가? 과연 질문하는 기술을 배우는 근본적인 자세로 학문에 임했던가? 혹 먹고살기 위해 전쟁하듯 공부하지 않았던가? 진짜로 건강한 학생이라면 현재와 같은 우리나라의 교육환경과 학습 분위기에서 과연 올바른 의심을 품고 진지하게 생각해서 질문하는 공부를 해나갈 수 있을까? 비트겐슈타인의 말처럼 '기본적인 탐구'를 해야 할 시간을 주지도 않으면서 '학습장애'라고 서둘러 확정해선 안 될 것이다.

집중력장애에 대한 비트겐슈타인의 충고

120년 전에 태어나 60년 전에 세상을 떠난 비트겐슈타인은 '생각함'에 대하여 생각해보자며 덤벼들었다. 하루에도 수없이 하는 생각을 다시 한 번 생각해보자고 하니 사실 나도 혀를 내둘렀다. 그래서 더욱더 비트겐슈타인을 좋아하게 된 것이다.

그는 설명하기를, 생각하는 동안에 우리는 어느새 우리의 마음을 들여다보게 되고, 우리를 관찰하고 있다는 느낌이 들게 된다는 것이다. 즉 우리가 우리를 관찰하게 되는 바로 그것이 '생각한다'라는 것의 의미라는 이야기다. 우리를 관찰하게 되는, 우리를 뒤돌아보게 되는, 우리를 반성하게 되는 것이 바로 '생각한다'라는 행위가 의미하는 바인 것이다. 우리를 뒤돌아보지 않는 것, 내 잘못을 인정하지 않는 것, 내 욕심을 충족시키려는 이기심만 가득한 생각은 결코 생각이 아니라는 이야기다. 결국 그렇게 '생각'해서 내가 도달하는 곳은 어디인가. 내가 누구인지를 관찰하게 되는 장소, 벌거벗은 나를 내려다보게 되는 장소다.

집중력장애, 충동장애, 주의력장애로 찾아오는 많은 청소년을 보면서 나는 비트겐슈타인을 몇 번이고 떠올린다. 소음인 아이들은 주의력 부족으로, 태음인 아이들은 집중력 부족으로, 소양인 아이들은 충동조절장애 때문에 찾아오곤 한다. 소음인 아이들은 소화기능과 심장기능을 강화해 의지와 기력을 올려주면 중요한 것에 주의력을 모음으로써 쓸데없는 생각에 휘둘리지 않는 힘을 기를 수 있다. 태음인 아이들은 호기심과 동기(motivation) 부족으로 인해 의심하는 마음이나 관심, 열정이 잘 생기지 않는 편이다. 그저 식욕과 성욕 같은 생리적 욕구 충족에만 관심이 쏠린다. 이때 왕성해진 간의 대사능력을 억제하고 뇌세포에 산소를 공급하는 폐기능을 침으로 활성화해주면 어느새 머리와 가슴이 뻥 뚫리면서 새로운 경험을 추구하게 된다. 손과 발 열 군데에 침이 꽂히는 순간 아이들 입에서도 탄성이 나온다. "머리가 맑아지면서 가슴이 시원해졌고 기분도 갑자기 좋아져요." 과장된 표현이 아니다. 학생들이 침을 맞으면서 내게 직접 한 말이다.

청소년기의 집중력장애는 당연한 것!

툭하면 성질을 내고, 부모든 친구든 선생님이든 생각나는 대로 험한 말을 던지고, 분노를 폭발시키는 청소년이 있다고 해보자. 그 부모는 그저 아이가 얌전히만 있어주면 다행이라는 생각을 하게 된다. 그런데 체질진단을 해보면 이런 청소년들 중에 유독 소양인이 많다. 이 아이들에게는 집중력장애니 주의력장애니 하는 것은 오히려 호사다. 제발 저토록 조절되지 않는 '충동성'만이라도 어느 정도 억제해 사고나 치지 않게 해달라며 찾아오는 부모가 많다.

하지만 의사인 내가 가장 좋아하는 건 바로 소양인 아이들이다. 우선 이놈들은 의리가 좋다. 그리고 남자답다. 단순해서 명료한 대화가 가능하다. "되면 좋고 아니면 말고." 이 얼마나 멋진가. 심장의 화($火$)를 내리면서 진정작용을 활성화해 아세틸콜린은 억제하고 세로토닌을 증진시키면 침 맞는 20분 사이에 얌전한 고양이가 된다. 그러고 나면 침착해지고, 어떤 생각에 집중하게 되고, 자기 앞가림을 하고 싶은 마음이 생긴다.

나는 이 학생들이 가진 그런 기질을 '병'이라고 생각지 않는다. 그래서 소양인 청소년에게 제안한다. "아직 늦지 않았으니 우선 재미있는 책이나 한 권 사서 읽자. 학교 성적 올리는 건 잠시 미뤄두고 독서부터 해보자. 네 마음에 맞는 재미있는 책을 읽어라." 그 후 몇 달 만에 다시 만나면, 그 아이는 꽤 다른 아이가 되어 있다. 나는 이 아이들에 대한 치료가 단지 침 몇 번이나 한약 몇 제에 그쳐선 안 된다고 생각한다. 아이가 새로운 몸을 직접 느끼고 새로운 마음을 경험하는 게 중요하다. 그래야 없던 기질과 인격이 균형적으로 발달할 수 있다.

아이가 변화할 수 있는 것은 사실 그 자신의 숨은 본성을 침이나 한약이 회복시키기 때문이다. 소양인 아이들이 겪는 문제는 부모의 잔소리나 과외선생의 닦달로 해결될 수 있는 성질이 아니다. 불균형한 심신과 체질을 조정해주는 것이 먼저다. 그래야 심장과 팔다리 근육에 휘둘렸던 여린 마음속 본성이 새싹을 내민다. 초등학교 때는 근면하고 부지런한 아이였는데, 그런 모습이 사춘기에 접어들며 감춰졌다가, 균형을 회복시키는 치료를 통해 제자리로 돌아오는 걸 보면 의사로서 나는 참으로 행복해진다.

사실 청소년기의 집중력장애는, 성장기를 맞은 신체가 제 스스로 몸을 돌보는 데 집중하기 위해 마음은 잠시 창고에 넣어둠으로써 발생하는 현상이다. 몸과 마음 두 마리 토끼를 다 키우기에는 신체의 에너지가 부족하므로 '마음'에는 다소 집중을 하지 못하고 몸의 욕구와 충동에 힘을 몰아주는 것이다. 그렇다면 이것은 참으로 자연스럽고 아름다운 청춘의 모습 아닌가.

'충동장애'는 장애가 아니라 능력!

청소년기에는 누구나 소양인 기질이 넘친다

2000년 6월, 과학사에 획을 긋는 중요한 사건이 일어났다. 세계 최초로 '인간게놈' 지도가 완성된 것이다. 이 역사적 사건은 과학자 크레이그 벤터(John Craig Venter) 덕분에 가능했다. 그의 치열한 연구 과정을 상세히 기록한 책이 바로 《게놈의 기적》이다. 그는 이 책 앞부분에 철자법 성적이 엉망이던 8학년 때의 성적표를 보란 듯 올려놓았다. 그리고는 ADHD의 특징은 무관심, 과도한 행동, 충동장애, 주의산만인데 자신의 10대가 꼭 이런 모습이었다면서, 성적표 사진 아래에 이런 꼬리말을 붙여두기까지 했다. "그러니 댁의 자녀가 이와 비슷한 성적표를 들고 오더라도 희망을 가지기 바랍니다."

벤터는 10대 때 자신을 알던 이들 가운데 자신이 과학자의 길을 걷게 될 것이고 나아가 '게놈 지도 발견'이라는 중요한 일을 해내리라고 예상한 사람은 단 한 명도 없었다고 말한다. 그는 그저 마음껏 놀면서 모험을 즐기는 자유분방한 분위기에서 자라났다고 한다. 어린 시절에는 하루하루가 놀이와 탐험의 연속이었고, 이때의 경험은 학교에서 배운 것보다 자기 인생에 더 큰 영향을 미쳤다는 것이다. 결국 자신이 지닌 가장 귀한 덕목은 삶을 파악하고 이해하려는 충동과 의지였다고 말한다.

'게놈의 기적' 이룬 뇌과학자도 어릴 때는 ADHD였다

벤터가 어린 시절에 드러낸 충동성을 보아 그때 그는 전형적인 소양인 체질을 고스란히 갖고 있었던 것 같다. 앞서 언급했지만, 유아나 청소년 시절의 소양인 기질은 매우 보편적인 현상이다. 이제마 역시《동의수세보원》에서 소양인의 성정은 의다지소(義多智少)라고 표현했다.

그 뜻을 구체적으로 설명해보자면 이렇다. 한순간도 쉬지 않고 뛰어놀며 심지어는 날뛰는 것 같은 아이들도 있지만 이런 아이들은 뼈와 근육이 잘 발달된 날렵하고 튼튼한 몸매를 갖는다. 한의학에선 의지를 마음의 문제가 아닌 근육의 문제로 본다. 인간의 의지는 근육에서 나오고, 강력한 근육은 아세틸콜린의 자극에 의해 흥분을 일으키기도 한다.

그러니 건강한 아이들은 학교 책상 안에, 집의 방 안에 갇혀 있을 수가 없다. 의지가 강한 아이들은 의리도 강하다. 자연 친구도 많다. 엄마에게 혼나는 것을 두려워하지 않는다. 함께 세상을 뛰노는 친구가 더 중요하다. 그러나 충동이 잘 조절되지 않으니 에너지를 주체할 수 없어 집 밖으로 뛰쳐나간다. 충동을 조절할 수 있는 전두엽의 감독기능이 아직 완성되지 않은 시기라 그렇다. 하지만 이 얼마나 축복받은 시기인가. '게놈의 기적'을 이룬 벤터 역시 세상의 모든 경험을 직접 해보겠다는 결심을 해본 아이, 즉 충동장애를 지닌 아이였다. 그러나 그는 그 결심 덕분에 놀라운 일도 해냈다.

아마 강남 8학군 아파트에 갇혀 살던 아이가 어느 날 갑자기 벤터처럼 충동과 모험심이 넘쳐나 학교 수업도 아랑곳하지 않고 뛰쳐나가서는 하고 싶은 대로 하고 다닌다면 영락없이 엄마 손에 이끌려 어느 병원 의사와 얼굴을 마주해야 할 것이다. 사실 아이 교육에서 가장 중요한 건 아이의 기질과 체질에 따라 발현되는 유전적 강점과 약점을 정확히 파악하는 일이다. 공부는 책을 읽고 쓰는 데만 있는 게 아니다. 세계를 향해 열린 감각신경계가 체질과 환경에 따라 다양한 자극과 정보를 수용하면서 학습하고 성장하며 진화하는 것, 그 자체가 공부다.

집중력장애나 충동장애로 자주 사고를 친다는 학생들을 실제로 만나 보면, 이제마가 소양인은 의리가 많으나 지혜가 부족하다고 했듯이, 우선 친구에 대한 의리가 매우 강하다. 그리고 자기 생각에 비추어 틀린 것이나 잘못된 일을 참지 못한다. 부모건 선생이건 가리지 않고 대드는 경우가 많다. 싸움질도 다반사다. 결국 어른들 눈에는 그저 사고뭉치로만 보이는 것이다. 쉽게 화를 내고 감정을 참지 못하고 충동을 억제하지 못하는 것은 뇌의 전두엽 발달이 부족하다는 뜻이다. 이런 경우 일정 기간은 어려운 시기를 보낸다. 물론 충동장애와 집중력장애가 매우 심하면 여러 가지 증후군을 얻기도 한다.

뇌의 전두엽은 25세 때 비로소 완성된다

전두엽은 신경계가 진화하는 단계를 놓고 볼 때 가장 후기에 형성되는 부분이다. 전두엽은 목표를 확인하고 계획하며 추진한다. 그리고 일이 잘 수행되는지 모니터하며 판단하는 역할도 한다. 한마디로 뇌의 CEO라고 할 수 있다.

결국 충동장애를 겪는다는 건 뇌가 철두철미하게 관리되지 못한다는 의미다. 사회에서 종종 문제가 있다고 여겨지는 '충동장애' 아이들은 대부분 청소년이다. 그럴 수밖에 없다. 아직 그들의 뇌에는 CEO가 없기 때문이다. 전두엽 진화가 완벽하게 이뤄지지 못한 탓이다. 14세 전후에 시작되는 사춘기부터 신체성장이 완성되는 20~25세까지는 사실 누구도 완성된 인격을 갖춘 게 아니라는 이야기다.

강인한 정신력과 창조적 사고는 건강한 육체를 기반으로 여러 가지 실패를 반복하며 얻은 경험이 밑바탕이 된다. 지금 우리 자녀들은 바로 이것을 형성하기 위해 그토록 몸부림치는 것인지도 모른다. 그러니 부디 기다려야 한다. 너무 일찍 그들의 에너지를 꺼버리지 말아야 한다. 게다가 오늘날 우리 사회에서 제공하는 중·고등학교 교육이 과연 아이들의 타고난 에너지까지 꺾어가면서 몰입시켜야 할 만큼 제대로 된 것인가? 거기서 아이들이 세상을 살아가는 데 필요한 지식을 얼마나 얻겠는가? 사고력을 키우는 깊이 있는 훈련이 얼마나 이루어지겠는가?

성장기 발달단계에서 드러나는 기질적 현상을 정신병리 증상으로 몰아세워 약물치료를 한다면 나중에 크게 후회할 일이 생길지 모른다. 요즘 영리하고 똑똑하다는 학생들 중에는 학교 성적은 좋지만 사고과잉으로 도리어 불안증이 심해지면서 현실에서의 실행능력은 너무나 부족한 경우가 적지 않다. 초등학교 시절 충분히 충동과 모험을 경험해보고, 중학교 시절에는 감성 풍부한 친구관계를 통해 사회적 지능을 높이며, 고등학교 가서는 지적 기초를 다지는 순차적 과정을 거친다면 아주

전인적인 청년으로 성장할 것이다. 그러므로 앞으로 우리 사회에는 아이들에게 충동이나 무모함, 모험심이 없는 것, 그저 순종만 하는 것을 걱정하는 부모가 오히려 많아져야 한다.

진짜 병은 엄마의 주의력장애와 아빠의 충동장애

청소년기의 ADHD는 어쩌면 미래에 삶의 실행력을 높이기 위한 준비일지 모른다. 더 힘차게 앞으로 나아가기 위한 액셀러레이터를 만드는 한 방식인 것이다. 그렇다면 우리 사회의 어른들은 청소년 걱정에 앞장서기보다는 어른들 자신을 걱정하는 것이 옳지 않을까. 즉 성인이 된 이후에도 ADHD 증상을 보이는 환자들에 대한 사회적 접근과 교육이 절실하다는 이야기다. 실제로 미국에서는 이른바 '성인 ADHD'를 대상으로 하는 치유 프로그램이 매우 다양하게 시행되고 있다. 관련 정보도 매우 전문적이고 풍부하다.

반면 우리 사회에선 성인들의 주의력결핍이나 충동조절장애 현상을 매우 개인적인 일로 취급하거나 그저 성격이거나 기질이겠거니 하고 여긴다. 가능하면 고쳐야 하는 약간 나쁜 성격 정도로만 바라보는 것이다. 그러나 적극적으로 치료받아야 하는 쪽은 바로 이런 성인 ADHD들이다. 직장에서 일상적 업무 수행이 불가능할 정도로 산만한 것, 휴직이나 이직을 습관적으로 하는 것, 술과 담배를 자제하지 못하는 것, 계획성 없이 일하는 것……. 나아가 부정적 행동, 싸움이나 갈등이 잦고, 화를 잘 내는 태도가 매우 복합적으로 나타난다면 이는 단순한 성격 문제에 그치지 않는, 반드시 치료를 요하는 매우 위중한 질환인 것이다. 전두엽 기능 저하의 한 특징이기 때문이다.

안타깝게도 우리 주변에는 '성인 ADHD'가 의심되는 사람이 적지 않다. 감정 조절을 못하거나 쉽게 흥분하는 모습을 보이는 성인이 많다. 왜 이들은 사회문제화되지 않는 걸까? 청소년들의 과잉행동은 연일 뉴스를 장식하는데 말이다. 어쩌면 그건 그런 어른들이 의료기관을 찾기보다는 종교활동에 많이 의존하는 탓에 의학적 통계로는 잘 잡히지 않아서가 아닐까. 교회에서는 미성숙한 사람을 참고 견디는 것도 신앙심을 표현하는 한 방법으로 여기곤 하니 말이다. 한국의 종교인이 인구의 120퍼센트라는 어처구니없는 통계는 그래서 나오는 것 같다. 그러나 종교공동체에선 '퇴원'이 없다. 더 깊은 신앙적 참여만을 요구할 가능성이 높다. 성인 ADHD를 그저 종교공동체에만 맡겨둘 것이 아니라, 사회가 나서서 함께 치유하는 문화를 만들어나가야 한다. 무엇보다도 당사자들이 먼저 문제의식을 절감할 필요가 있지 않을까.

라캉의 쾌락이론으로 살펴보는 사상의학

라캉의 '주체' 분류와 이제마의 '기질' 분류

듣자 하니 '어린이'란 '어리석은 이'의 준말이라고 한다. 어린이를 흔히 '새싹'에 비유하지만 그건 듣기 좋게 말한 쪽이다. 같은 녹색이라도 '유록(幼綠)'이라 하면 유치한 녹색을 뜻하니 봄이 막 시작되는 시기의 나뭇잎 색을 가리킨다. 하지만 성인군자도 영웅도 유치하고 어리석은 아이였던 때가 있다.

아이가 태어나면 한동안 기저귀를 찬다. 걷고 뛰고 먹고 소화하고 호흡하는 능력에 비해 소변을 가리는 비뇨기 능력은 한참 부족하다. 어느 정도 기간이 지나야 이런 기능이 형성된다. 또한 생식기 능력은 1차 성징이 나타나는 남자는 12세 전후에 정소기능이, 여자는 14세 전후에 난소기능이 성숙된다. 그런 면에서 어린이 시기는 신장·방광·생식기 발달장애가 있는 때라고도 말할 수 있다.

반면 아이들은 왜 그렇게 먹는 걸 좋아하는지, 특별히 소화기가 약한 아이가 아니고서는 대개 하루에 네다섯 끼도 너끈히 먹어댄다. 이걸 병이라고 말하면 소화기능 과잉항진장애가 있는 셈이다. 식욕이라는 가장 본능적 충동이 억제되지 않는 시기, 즉 이 시기의 충동성은 매우 생리적이고 정상적인 것임을 이해해야 한다. 세포발달단계로 보면 외부 '자극에 바로 반응하는(stimulus-response)' 단계, 즉 가장 원시적인 시기라 할 수 있다.

유년기-청소년기 성장발달의 핵심은 '충동'과 '욕구'

성장발달 첫 단계가 어린이 시기라면, 사춘기가 시작되는 청소년 시기는 그 둘째 단계이며 이때가 바로 성인 시기의 이전 단계다. 이 시기에는 성인에 걸맞은 골격을 지닌 신체를 형성하기 위해 대사분해능력이 왕성하도록 간담의 기능이 활성화되어야 하며, 반대로 에너지 축적을 위해 산소 연소기능을 줄여 폐호흡기능을 억제해야 한다. 정신적 측면에서도 발달이 이뤄지는 시기다. 자기 몸 중심의 단일 관점이던 것에서 다른 이를 함께 보는 이원적 관점으로 확대되어, 본능적 충동이 아닌 함께 즐기고 놀기를 좋아하는 쾌락적 욕구가 일어난다. '쾌락'이라는 욕구가 충족되는 경우와 충족되지 못하는 경우라는, 두 상반된 상황에 따라 육체와 정서 변화가 잦은 시기이기도 하다.

이 시기는 성장발달 첫 단계에서 보이던 '단순한 자극에 대한 반응'보다는 좀 더 발전한, 즉 어떤 자극이 있을 때 그것을 기억이라는 창고에서 분석해 자극을 준 상대에게 적절한 자극을 다시 보낼 수 있는 '자극에 자극으로 반응하는(stimulus-stimulus)' 단계가 된다. 본능적 단계를 지난 감정적·관계적 단계다. 그래서 쾌락적(충동적) 욕구도 매우 활발하게 발달하는 것이다. 반면 욕구가 충족되지 않으면 급격히 우울해지는 상태가 빈번히 나타난다. 이 시기의 우울은 존재적 측면이든 실존적 측면이든 결국은 충동에 대한 완전한 충족과 쾌락이 유지될 수 없음을 아는 때다. 결국 우울상태가 필연적 결과가 되는 시기라고 말할 수 있겠다. 이를 다르게 말하면, 적절한 우울상태를 통해 과도한 충동과 쾌락을 억제하는 조정기라고도 표현할 수 있다. 식욕이 너무 과잉이라 충족될 수 없는 배고픔의 고통을 이겨야 하는 경우보다는 식욕이 없어져 먹고 싶은(충동적) 욕구조차 없는 게 얼마나 편하겠는가. 그런 의미에서 우울증이란 과잉된 욕구가 지속될 경우 필연적으로 수반되는 중요한 자기조정 메커니즘이다. 우울하고 고독한 청년이 성실하게 일하면, 모든 것이 충족되는 바람둥이 청년보다 성공할 가능성이 더 높은 이유다.

이처럼 성장발달 과정 중에는 충동을 억제할 수 없는 '유아-소년기' 단계와 충동적 욕구가 실현되지 않아 우울해지곤 하는 '청소년-사춘기' 단계로 정리된다. 그렇다면 충동장애와 우울증은 신경증인가? 아니면 정신병인가? 그도 아니면 생리적·자연적 발달단계의 한 과정인 것인가? 뇌의 화학적·기질적 장애가 아닌 한 대부분 발달단계의 불균형이 초래하는 하나의 현상에 지나지 않는다.

이 시기에 나타나는 정신·신경 증상들은 실제로 신장과 위장, 간과 폐의 불균형을 조절하는 침치료를 통해 과잉억제된 범위와 과잉항진된 범위의 편차를 조정함으로써 치료할 수 있다. 이것만으로도 발달단계별로 최적의 균형상태를 이루게 된다.

라캉의 충동-욕망 이론은 프랑스판 사상의학

‘충동’과 ‘욕망’이란 용어는 프랑스의 정신분석학자 라캉의 전매특허다. 그는 아직 정신병자라고 할 수 없는 예비 정신병자(prepsychosis)에 대한 정신분석으로 오히려 정신병에 빠지는 경우를 종종 목격했다고 솔직하게 말할 줄 아는 의사였다. 라캉 자신은 ‘정신병-신경증-도착증’이라는 간단한 구조적 체계로 정신병을 진단했다. 그는 의사들이 정신분석을 너무 성급히 시행하려 들다가 진짜로 정신병이 발생한 경우가 많다며 정신분석을 함부로 사용하지 말라고 경고했다.

또 그는 정상인들도 대개는 ‘신경증적’이라 할 수 있으며, 그 기본 메커니즘은 억압(repression)이라고 했다. 건강한 사람의 정신적 삶에서도 꿈과 증상을 형성하는 무언가가 있으며, 억압으로 인해 에너지가 소모된다고 했다. 무엇보다 그는 막연한 욕망의 대상을 지칭하는 용어인 ‘주이상스(jouissance, 향락)’를 인간육체가 경험하는 원초적 쾌락, 육체와 언어의 경계선상에 있는 일종의 신화적 쾌락이라고 설명한다. 인간은 결국 실재적 축으로서의 충동주체와 상징적 축으로서의 욕망주체라는 이중적 정신구조를 갖는다고도 했다. 나는 그의 이 말에 눈이 번쩍 뜨였다. ‘충동주체’와 ‘욕망주체’라는 가장 간결한 두 단어, 바로 이것이야말로 인간의 희노애락을 발동시키는 뿌리가 아니겠는가.

라캉이 제시한 충동과 욕망이라는 두 단어는 21세기를 사는 우리 모습을 설명하는 데도 핵심적인 단어다. 충동을 에너지로 쓰든 억제하든, 욕망을 충족하든 억제하든 간에 충동과 욕망은 그 자체로 우리 삶의 가장 중요한 모티브다. 무엇보다도 그건 인체의 생리기능이 쉼 없이 원활히 돌아가도록 하는 생명현상의 발전소와 같다. 인간은 충동과 쾌락의 단계를 거쳐 그 다음 단계인 상징적·추상적 욕망의 시기에 이르게 된다. 이 시기에는 육체 중심의 단계를 넘어서는 언어적·지적·논리이성적 심리발달을 전제하게 된다고 라캉은 설명한다.

흔히 심리학에서 말하는 인간의 인지심리 발달단계를 보면(피아제의 인지발달이론이나 콜버그의 도덕성발달이론 등) 출생 후 5~7세까지는 육체적 충동과 욕망의 단계다. 그 이후 관계적 질서와 법의 단계를 거쳐 자아 인식과 반성적 단계에 이른다. 그 이후 사람에 따라 추상적·상징적 발달 과정까지 이르곤 한다. 보통은 성장기 동안 이러한 발달이 압축적으로 완성되고 평생 동안 조금씩 변화와 발달을 이어나간다.

라캉이 분류한 충동주체와 욕망주체를 나는 이제마의 사상체질분류와 연관 짓고 싶다. 라캉과 이제마의 분류법은 중요한 상관성을 맺고 있다. 라캉에 따르면, 인간의 발달 과정 속에는 우선 육체와 감정이 중심이 되는 충동주체로서의 '실재적' 발달단계가 존재한다. 그리고 이성과 초월적 사고가 중심이 되는 욕망주체로서의 '상징적' 발달단계가 존재한다. 그런데 육체와 감정, 즉 육체가 주도하는 단계가 있고 그와는 별도로 이성과 영성, 즉 정신이 주도하는 단계가 있다는 것은 결국 육체적 성장–정신적 성숙의 전 과정이 지속적 발달 과정으로 이어졌다는 의미가 아닌가. 그렇다면 25세 전후에 육체적 성장이 완전히 끝나 그 후로는 조금씩 늙어갈 뿐이라는 단순한 생각은, 인간의 육체와 정신이 통합적으로 발달해간다는 생각을 완전히 무시하는 것이고 잘못된 견해다.

사람은 그 기질에 따라 충동성, 우울성, 불안성으로 유형을 나눌 수 있다. 또 드물지만 유별난 기질로 '천재성'이 있고, '독특성' 성향의 분열증적 기질을 지닌 사람도 있다. '충동성→우울성→불안성→분열성'의 네 과정은 마치 성장발달단계처럼 이어지면서 나뉜다. 이는 라캉이 분류한 발달체계, 즉 '충동적 육체→욕망적 육체→충동적 정신→욕망적 정신'과 합치되는 부분이다. 다만 이를 우리 체질의학에서는 '소양인→태음인→소음인→태양인'으로 분류할 뿐이다.

《동의수세보원》을 현대적으로 재해석하면……

이제마의 《동의수세보원》을 현대적으로 재해석해보면 이렇다. 소양인에게 충동성〔怒〕은 자기만의 독특한 기질로, 소양인의 심장순환과 소화기능 항진을 위한 생리활성화에 중요한 정서적 특성이다. 태음인의 우울성〔喜〕은 태음인의 간대사기능 항진을 위한 생리활성화에 중요한 정서적 특성이다. 소음인의 불안성〔樂〕은 소음인의 신장방광기능 항진을 위한 생리활성화에 중요한 정서적 특성이다. 태양인의 분열성〔哀〕은 태양인의 폐호흡기능 항진을 위한 생리활성화에 중요한 정서적 특성이다.

19세기 말 이제마는 이처럼 개인의 정서적 특성에 따라 사상체질을 분류했다. 20세기 초 프랑스 정신의학자 라캉의 충동주체와 욕망주체의 이중구조를 육체주도형과 정신주도형에 대입해서 사상체질에 맞춰 분류해보면 아래와 같을 것이다.

· 소양인의 충동성: 충동적 육체 주도 체질

· 태음인의 우울성: 욕망적 육체 주도 체질

· 소음인의 불안성: 충동적 정신 주도 체질

이제마와 라캉을 억지로 이어붙인 견강부회(牽强附會)로 볼지도 모르겠다. 그러나 19세기 말 조선 학자가 《동의수세보원》에 한자로 써놓은 인간 분석은 원시적이거나 비합리적이라며 비판하고, 20세기 중반 프랑스 정신의학자가 현대적이고 철학적인 말로 써놓은 인간정신 분석은 지금도 인용할 만하다며 높이 평가한다면 오히려 그게 더 문제 아닌가. 결코 공정하지 못한 평가다.

어쨌든 내가 여기서 강조하려는 바는 이것이다. 이제마는 분노와 충동, 희열과 우울, 사고과잉과 불안, 사고분열적 정신 및 정서 현상이 체질적 특성을 발현하고 유지하기 위한 생리적 추동기능을 한다고 말했다. 그리고 라캉 또한 현대인은 억압이라는 메커니즘으로 인해 대개는 신경증적이며 예비 정신병자적 요소를 지닌다고 했다. 결국 둘 다 정신의학에 대한 공통된 생각을 갖고 있으니, 그것은 우리가 흔히 '정신병'이라고 말하는 것이 결코 특수한 질병, 나와 동떨어진 어떤 질병이 아니라 인간 모두가 기질적으로 타고나는 특성에 지나지 않는다는 점이다. 아울러 우리의 한의학인 체질의학은 오래전부터 이러한 사실을 인지했으며 탄탄한 임상적 기초 위에서 학문적으로 견고히 서 있다는 사실을 강조하고 싶다.

이 내용을 이해하는 것이 왜 중요한가. 환자의 유전적 성향과 체질은 싹 무시한 채 "당신은 충동장애를 겪고 있군요", "심한 우울증입니다", "환자분은 심한 불안장애와 공황장애를 앓고 있어요!", "그 남자는 완전 분열성 인격장애니까 절대 만나지 마세요"라는 식으로 성급하게 말한다면 너무나 편협한 진단이므로, 결코 의사로서 해서는 안 될 일이기 때문이다.

체질적 특성을 질병이라 한다면, 이 세상에서 질병 없는 사람이 어디 있겠는가. 환자 아닌 사람이 어디 있겠는가. 그렇다면 대체 어떤 경우가 진짜로 병든 것인가? 이 질문에 대한 답이 바로 유전체질의학에 있다.

무엇이 진짜 '질병'이고 '환자'인가?

진짜 환자는 이런 사람이다. 우울성 기질을 타고난 태음인 체질이 소양인적 충동장애를 겪어 조절능력을 상실한다면, 이런 경우 잠재되었던 체질적 우울증이 충동성과 결합해 자살로 이어지는 비극이 일어날 수 있다. 성장기 청소년에게 많이 나타나는 현상으로, 심각한 지적·인격적 발달장애를 호소할 수 있다. 불안성 기질을 타고난 소음인이 태음인적 우울증을 앓는다면 체질적 불안요소와 우울증이 합쳐져 몸이 극도로 쇠약해지고 이를 회복할 에너지마저 탕진해 결국 진짜 우울증을 앓게 된다. 또 분열성을 타고난 호쾌한 기질의 태양인이 소음인적 불안증을 앓게 된다면, 과도한 인격적 분열 현상을 일으키는 비극이 나타난다. 그리고 충동성 높은 소양인 체질이 태양인적 분열증을 앓는다면 충동과 분열이라는 위험한 환각과 착란에 도달할 수 있어 위험성이 높다. 이런 경우에는 어쩔 수 없이 적절한 약물요법이 시행될 수밖에 없다.

한편 엘코논 골드버그가 쓴 《내안의 CEO, 전두엽》이라는 책에는 또 다른 흥미로운 현상도 많이 소개된다. 충동장애를 겪던 사람이 갑자기 우울증 현상을 나타내면 그건 기존의 충동장애에서 점차 벗어나는 중이라는 이야기다. '충동장애→우울증'은 진화 발달을 보여주는 단계에서 나타나는 현상이라는 것이다. 또한 우울증 환자에게서 불안증이 나타나는 것, 즉 '우울증→불안증' 역시 진화발달단계에서 보이는 자연스런 현상이다. 즉 정신적 성숙 혹은 뇌의 성숙을 의미한다. 마찬가지로 '불안증→분열성'이 되면 지적·영적 발달이 이루어지거나 깨달음에 가까이 다가간다는 뜻이다. 불안증은 '에고(ego)' 중심의 사고방식에서 벗어나면 금세 가신다. 이것이 제 스스로 치유하는 인간생명의 위대함이다.

결국 대부분의 정신신경증은 자기 교정을 위한 노력이거나, 균형을 잡기 위한 몸부림 또는 진화발달과 성숙을 위한 불균형의 조정 과정이다. 정신신경증을 치료하면서 유전적 체질을 고려하지 않는 것은 라캉이 언급한 대로 예비 정신병자, 즉 체질적 특성에 의한 신경증을 오해해 정신분석을 실시함으로써 오히려 정신병에 빠지게 하는 어리석음을 범하는 꼴이 된다. 성급한 화학요법 또한 '치료'라는 미명하에 동일한 부작용을 환자에게 끼칠 수 있다.

그러므로 자기가 타고난 체질에 해당하는 신경증을 앓는 정도라면, 항진되는 육체적 불균형을 잡아주는 것만으로도 그로 인한 고통은 이내 사라진다. 이때 가장 효과적인 것이 유전체질침이다. 딱 열 군데만 침을 놓아 신체의 이런저런 불균형을 조절해주면 어떤 약물요법으로도 얻지 못한 경험을 하게 된다. 나는 이것을 일컬어 "침 10개의 기적(ten needle's miracle)"이라 표현하고 싶다.

자동차가 질주하는 아스팔트 도로의 깨진 틈에서 비집고 나오는 잡초의 생명력을 보면, 생명에너지를 억압하는 게 매우 어려운 일, 자연스럽지 않은 일임을 알게 된다. 그러니 어린이들의 참을성 없음이 생명력의 상징임을 먼저 이해해야 한다. 너무 잘 참는 아이들이 도리어 정신병을 키우고 있는 셈이다. 정신발달 과정을 무시하는 무모한 의료 태도가 아닌, 더 큰 정신병을 만들지 않기 위해 넓은 시야에서 볼 줄 아는 의료적 판단력이 요구되는 시대다.

눈만 봐도 당신의 과거를 알 수 있다?
이탈리아의 다니엘 리토

1997년 여름, 미국 로스앤젤레스(LA)에서 열린 응용홍채학 세미나에 참석했다. 강사로 이탈리아의 홍채 의사 다니엘 리토가 나왔는데 강연이 라스베이거스 쇼만큼이나 재미있었다. 그러나 또 한편으로는 100퍼센트 신뢰하기가 어려웠다.

그는 이탈리아의 이비인후과 전문의이면서, 침구학 대학과 홍채 대학을 다녔다. 유럽에서는 드문 양의사 겸 한의사로서 홍채의학을 연구하는 학자였다. 그는 사람의 홍채를 보고 과거에 겪은 충격적 사건이나 상처받은 나이를 거의 정확히 알아맞혔다. 그는 그것을 이른바 '타임 리스크(time risk)'라고 불렀는데, 이는 마음의 병을 진단하는 데 특별한 가치가 있었다. 자신도 잊어버린 사건이 무의식으로 혹은 상처로 남아 인체에 영향을 주는 메커니즘을 다니엘 리토는 상세히 설명했다.

그의 세미나를 듣고 한국에 돌아와 그의 이론을 임상에 적용해보았다. 공항에서 진료실에 도착한 게 오전이고, 돌아오자마자 바로 진료를 시작했다. 50대 중반 아주머니가 그날의 첫 환자였다. 홍채를 본 뒤 나는 그분에게 20세 때 매우 충격적 사건을 겪었는지 물었다. 그분은 함께 온 아들을 잠시 나가 있으라고 하더니, 그때 자신은 대학 1학년생이었고 자살을 시도할 정도로 정신적 충격에 시달렸다고 했다. 자세한 내막은 캐묻지 않았다.

그 후 언젠가는 부여에서 40대 초반 주부가 찾아왔다. 그녀의 눈을 들여다본 뒤 내가 "37세 때쯤 큰 사건이나 정신적 충격이 있었나 봅니다"라고 말씀드리니, 그해에 논에 나갔다가 시누이가 죽어 있는 걸 발견해 등에 업고 병원으로 달려간 일이 있었다고 했다.

사실 과거의 사건을 점쟁이처럼 알아내는 게 '치료' 자체에 큰 도움이 되지는 않았다. 괜히 신비스럽거나 용한 점쟁이 노릇이나 하는 것같이 여겨져 도리어 진료에 방해가 되었다. 그래서 이후로는 다니엘 리토의 '타임 리스크'를 사용하지 않았다. 다만 그의 연구는 육체적 질병만이 아니라 정신적 충격까지 고스란히 홍채에 새겨진다는 증거로서만 참고하고 있다.

세미나 기간 중에도 리토는 누가 아프다고 하면 경혈 두세 개를 5분 정도 어루만지듯 가볍게 쓸어주었다. 자극을 줄 수 있는 정도는 아니었는데도 꽤 좋아졌다. 홍채진단 후의 유전체질침도 경혈에 깊은 자극을 주는 것이 아니라, 세밀하고 작은 자극으로 신호만 보내는 정도지만 효과는 충분히 나타난다. 침의 신비가 아니라 우리 몸의 신비다.

3

과학의 눈으로 본 체질의학

동양의 체질의학과 서양의 유전학이 찾아낸 같은 길

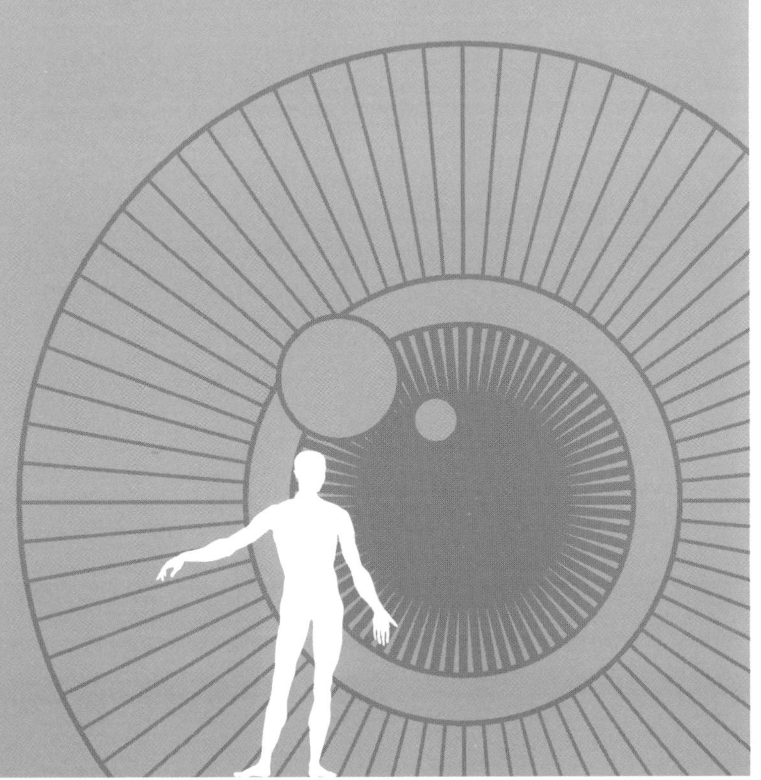

'체질'에 대한
생물학적·발생학적 개념화

우생학적 체질관에서 인간존엄적 체질관으로

체질이란 태어날 때 받은 유전적 소질을 뜻한다. 유전적 소질이란 신체의 구조적 형태, 생리적·심리적 특징들이 종합된 차이성으로, 개인적 차이가 되기도 하고 집단적·인종적 차이로 나타날 수도 있다. 가장 흔한 유전적·체질적 차이는 눈동자 색깔 또는 피부색이다.

19세기 한동안은 유전학이 꽤 유행했다. 그러던 것이 제2차 세계대전 이후 시들해지는가 싶더니 최근 다시 첨단 생물학으로서 인류의 질병 정복에 핵심 역할을 담당한다는 평가를 받고 있다. 체질 이야기가 나오면 히틀러의 유태인 학살 같은 부정적 사건이 함께 따라온다. 히틀러의 학살을 뒤에서 정당화한 학문이 우생학이라는 비난도 받았다. 우생학은 어느 민족은 우수하고 어느 민족은 열등하다는 편견을 내포하는 듯해 조심스러운 게 사실이다. 그래서 한때는 체질적 차이나 우열을 표현하는 것이 인간의 평등함과 존엄성에 위배되는 일로 여겨졌다. 그러나 21세기 들어서는 개체별 특징이나 체질적 편차를 무시하는 것이 도리어 문제시되고 있다. 이런 측면에서 체질론은 새로운 부흥기를 맞고 있다.

생리발달 과정에서 필연적으로 뒤따르는 '불균형'

사상체질에 따르면, 태음인은 간은 잘 발달한 반면 폐의 발달은 부족하다. 소양인은 위와 심장은 잘 발달한 반면 신장의 발달은 부족하다. 소음인은 신장과 방광은 잘 발달한 반면 위와 심장의 발달은 부족하다. 태양인은 폐는 잘 발달한 반면 간과 쓸개의 발달은 부족하다.

이런 식으로, 체질을 설명할 때는 '강하다', '약하다'라는 표현이 자주 등장한다. 또는 '크다', '작다'라고 표현한다. 기능적인 동시에 형태적인 표현이다. 체질마다 장기기관이 지니는 차이점을 드러내는 표현인 것이다. 때로 환자들은 묻는다. "그럼 저는 간은 영원히 강하고 폐는 계속해서 약한 건가요?" 그런데 이것은 "키가 큰 게 병인가요? 작은 게 병인가요?"와 비슷한 질문이다.

고산지대로 올라갈수록 나무들의 키는 작아진다. 에베레스트 산중턱에는 아예 땅에 깔리듯 지면에 바짝 붙어사는 나무가 많다. 바람과 추위를 견뎌야 하는 고산지대에선 키가 작은 게 생존에 훨씬 유리하기 때문이다. 반대로 늘 태양이 내리쬐는 적도 부근 밀림에서는 나무들이 울창한 숲을 이룬다. 이곳에선 무슨 수를 써서라도 키가 커야 하고 하다 못해 잎이라도 커야 햇빛을 충분히 받아 생존에 유리하다. 환경에 따라 최적의 적응을 위해 형태가 바뀌고 기능에도 편차가 발생하는 것이다.

똑같은 유전자를 지닌 생쥐라도 환경이 바뀌면 행동양식이 극단적으로 달라지지 않던가. 인간도 마찬가지다. 행동을 지배하는 유전자는 환경에 좌우된다. 간이 강하고 폐가 약한 태음인은 어떻게 살아가는 게 유리할까? 즉 태음인이 최적의 생존을 위해 형성한 그 체질적 특징은 어떤 의미를 내포하는가?

동일한 DNA를 갖고 태어난 보통의 인간에게 유전적 차이점은 특별한 유전질병을 가진 DNA 유무를 의미할 수도 있고, 인종 간의 표현형 차이를 내포할 수도 있을 것이다. 그러나 사상체질에서 말하는 '차이'의 의미는 인간을 보다 넓게 보려는 의도다. 즉 공통적 측면과 차별적 측면으로 구분해서 해석하려는 것이고, 이를 위해 인간의 정서반응을 중심으로 분류한 것이다. 즉 이제마가 해석한 체질별 차이점은 대부분 사람들이 보이는 정서반응의 차이를 통찰력 있게 관찰한 후 정리한 것이다.

사상체질의 신경진화와 발생학적 해석

이제마의 사상체질론을 현대생물학적 용어로 바꿔보자. 즉 외부 자극이나 환경에 반응하는 태도에 따라 인체 유형을 분류하고 해석해보자. 이렇게 해보면 그 옛날의 이제마가 얼마나 놀라운 선견지명을 가지고 사상체질분류를 이뤄냈는지, 그리고 뇌신경학적 기초를 얼마나 선험적으로 이해했는지를 알게 된다.

이제마의 이론은 영국의 심리학자 맥페일(Euan McPhail)이 지능적 행동분류를 기준으로 뇌진화를 설명한 것과 연결된다. 물론 맥페일이 인간의 체질을 분류한 것은 아니고, 다만 동물의 신경진화 발달단계를 분류한 것이다. 이를 인간발달 모델로 해석해, 뇌신경학에 기초해 인간

행동을 분류하면 참으로 묘하게도 사상체질과 잘 들어맞는다.

　예컨대 외부 자극이 오면 매우 즉각적이고 공격적이며 충동적으로 반응하는 타입이 제1타입/소양인이다. 소양인보다 진화된 제2타입/태음인은 외부 자극이나 환경에 대해 즉각적이고 반사적인 반응보다는 진화된 상태로, 축적된 기억력을 바탕으로 적절히 자극을 검토한 후에 반응한다. 제3타입/소음인부터는 외부 자극이나 환경과 관계없이 자신의 내부적 자극, 즉 대뇌피질 발달에 따른 언어와 사고의 내면적 환경과 자극에 민감하게 반응하는 타입이다. 물론 제2타입과 제1타입의 기능도 갖고 있지만 더욱 활성화된 대뇌피질 기능을 발휘한다. 맥페일은 이 세 번째 타입을 언어지능 타입이라 칭했다. 나머지 다른 동물에 비해 인간의 특징은 언어지능으로 설명된다는 뜻에서였다. 하지만 나는, 인간이 언어지능에서 한 단계 더 올라가 상징적 추상이 가능한 능력을 지닌 존재라고 생각하며, 따라서 여기에 태양인을 제4타입으로 추가할 수 있으리라 생각한다. 즉 가장 마지막으로 발달하는 전전두엽의 완성된 상태를 상정하여 제4타입/태양인으로 추가하고 싶다. 이렇게 되면 이제마가 내놓은 이론이 얼마나 명쾌한지가 다시 한 번 드러난다.

　일단 태양인은 차치하더라도, 맥페일은 인간행동의 세 가지 유형을 두고 1)자극–반응(stimulus-response) 행동 2)자극–자극(stimulus-stimulus) 행동 3)언어지능(linguistic-intelligence) 행동이라 표현했다.

　제1타입/소양인이 본능충족기능 항진형이라면, 제2타입/태음인은 감성충족기능 항진형이고, 제3타입/소음인은 지성충족기능 항진형이다. 우리 신체는 일정량의 에너지를 필요에 따라 적절히 분배해 사용하는 기술을 갖고 있다. 그 대표적 기능을 자율신경시스템이 맡아 한다. 응급 시에는 교감신경계를 항진시키고, 안정 시에는 부교감신경계를 항진시킨다. 자율신경계와 연계되는 오장육부도 당연히 적절하게 배분된 채 운행된다. 이제마의 희/노/애/락 정서분류가 뇌타입 분류의 기초를 선험적으로 제공한 건 아닐까 하는 생각이 들 정도다.

뇌기능도 비슷하게 작동한다고 할 수 있다. 생존을 위한 본능적 투쟁은 뇌간에서 이루어지며, 뇌간은 본능적 욕구나 충동을 해결하는 중심 역할을 수행한다. 뇌간이 인간 머릿속에 있는 파충류적 뇌라는 점에서 거부감이 일기는 하지만, 인간의 생명현상 속에 우주 탄생 137억 년의 역사가 고스란히 기록된 덕분이라고 기분 좋게 생각할 수도 있다.

생명이 탄생해 성장하는 과정을 연구하는 학문이 발생학이다. 발생학적 관점에서 보면 오장육부 조직기관이 만들어지기 위해 뇌의 신경계가 우선 세팅되어 유전자 정보를 만든다. 인간의 난자가 수정 3주가 지나면 길이 2밀리미터 정도의 신경관이 배(胚) 안에 생긴다. 이 신경관이 뇌의 기원이다. 수정 4주 뒤에는 신경세포가 분화하기 시작해 수정 5주에는 키가 1센티미터에 이르며, 이 세포가 몸을 뒤척인다고 한다. 이것은 약 5억 년 전에 출현한 원시적 물고기의 뇌기능 상태를 통과하는 셈이라고 한다. 초기 3주 동안이 약 38억 년 전의 생명 탄생에서 32억 년 동안 진행된 생명진화의 과정을 압축한 것이라는 이야기다. 수정 5주 후부터 본격적으로 인간을 대표하는 뇌인 '대뇌'가 머리의 양쪽에서 부풀어오르며 거대해진다. 인간의 특징은 바로 대뇌의 왕성한 확장에 의해 형성되는 것이다.

항간에서는 20세기 인간과 22세기 인간의 진화적 차이를 우려하는 목소리도 벌써 들린다. 육체적·형태적 진화는 멈추었다 해도 문화적 진화가 계속되는 건 사실이다. 인간문명과 과학기술과 문화정치의 진화는 지나간 5000년 역사가 이미 증명해준다. 생물학적 진화와 문화적 진화를 고스란히 감당해야 하는 인간은 유전 소질의 기초 위에서 개체가 발육 과정 중에 겪게 되는 내외의 환경과 상호작용을 한다. 그리고 이런 자극과 반응, 그 속에서의 생존 과정을 통해 형성된 전반적 기능 상태와 신체 형태의 특징을 개체는 표현하게 된다. 이 특징들을 범주화해서 나눈 것이 바로 체질이다. 이 범주화를 통해 인간은 생물적 공통분모를 지니는 한편 그 속에서 개체적 특징을 갖는 유형으로 차별화된다. 이는 곧 외부 자극이나 환경에 대해서도 각 개체가 자기 특성에 맞게 가장 적절한 대응을 한다는 의미다.

발달 과정에서 편차가 생기는 이유

체질적 차이란 결코 우열의 문제가 아니다. 다만 발달 과정에서 강화된 기능과 약화된 기능의 편차가 만들어내는 공통점을 나타낸 것일 뿐이다. 그렇다면 왜 발달 과정 중에 강화되는 기능과 약화되는 기능이 생기는 것일까?

앞서 라캉의 이론과 함께 자세히 설명했듯이 인간은 누구나 육체적·정신적·인격적 발달성숙 과정을 밟으며 살아간다. 누구나 충동을 억제하며 욕망을 자제하며 산다. 충동은 강제적 억압으로, 욕망은 자율적 억압으로 대처할 수밖에 없다. 충동에 따라 행동한다고 해서 충동이 사라지는 것은 아니다. 제2, 제3의 충동이 계속 분출되기 때문이다. 욕망을 충족시킨다고 해서 욕망이 영원히 사라지는 것 또한 아니다. 사람은 욕망의 대상을 지속적으로 바꾸며 살아간다. 결국 인간은 충족시킴과 억압시킴의 적절한 균형 가운데서 건강을 유지하거나 질병을 야기하게 된다. 질병이 발생하면 그것은 신경증과 정신병, 육체적 불균형으로 인한 오장육부의 기능장애와 기질적 질환으로 이어진다.

이런 면에서 체질이란 발달불균형이 보이는 특징에 속하며, 불균형은 생리발달 과정의 하나일 수 있고, 또 발달 과정 중에 필연적으로 발생하는 불균형에 의해 질병이 야기되기도 한다. 그 발달 과정을 나는 '체질진화론'으로 구체화했다. 즉 체질은 이동하고 진화한다는 것이다. 체질이란 "개체의 생명 과정에서 선천적 유전과 후천적으로 획득한 기초 위에서 표현되는 형태구조, 생리기능과 심리상태의 종합적 특징"이라고 개념화할 수 있다. 유전적 소질이 환경적 요소와 서로 반응하면서 변화하고 적응한 결과물, 그게 바로 체질인 것이다.

하지만 유전적 기초에서 완전히 이탈할 정도의 변화적응이 이뤄지는 것은 아니다. 마치 말뚝에 연결된 줄에 묶인 소가 아무리 달아나려 해도 줄이 허용하는 거리를 벗어날 수 없는 것처럼 말이다. 정해진 범위 안에서의 '이동'이고 '진화'다. 별로 많이 먹지 않아도 살이 찌는 사람이 있다면 그것에 대해 '체질' 외에 달리 설명할 길은 없다.

이제마는 육체적 충동성과 정신적 충동성 그리고 육체적 욕망과 정신적 욕망을 조절하고 균형을 잡는 것을 체질치료의 핵심으로 보았다. 마음을 조절해 몸을 고치고 몸을 고쳐 마음을 조절하는, 통합적이고 일원적인 생명관을 견지한 것이다.

체질은 변한다, '체질진화론'

체질진화론과 생리적·병리적 변화

누구나 자기 체질에 따라 평생을 살아간다. 그러나 안타깝게도 그 체질과 운명이 어떤 비밀을 지니는지는 아무도 주목하지 않는다. 대부분 자기만 유독 기구하거나 특별한 인생을 살아간다고 생각한다. 그러면서 누구에게나 정해진 생로병사의 한 과정을 체험하고 세상을 떠난다.

물론 한 생명은 위대한 삶을 내포하며 그 비밀은 진화발생학에 있다. 지구 생명체 역사의 38억 년 중 32억 년 진화사가 모체의 자궁 속 태아 세포에 고스란히 새겨진다. 그것도 앞서 설명했듯이 태아 초기 5주 동안 이 놀라운 일이 일어난다는 데서 한 생명의 소중함을 상기하게 된다. 인간의 유전자는 이미 수십억 년의 진화 과정을 담고 있고, 세상에 태어난 후에도 진화는 부단히 이어지는 것이다.

체질별 속성에 주목하면 '체질진화' 과정이 보인다

한의원을 찾은 환자들에게 무슨 체질인지 알려주고 나면 이런저런 질문이 나온다. "왜 체질이 한의사마다 다른가?", "체질은 변하는가?", "어떤 체질이 좋은 것인가?"

결론부터 말하자면, 체질이 변하지 않는 사람도 많지만 변하는 경우도 허다하다는 것이다. 그리고 체질 변화는 적절한 범위 내에서 이루어진다. 소양인에서 태음인으로, 태음인에서 소음인으로, 소음인에서 태양인으로. 이 정도로 이동한다면 체질은 변화되는 것이라고 할 수 있다. 또는 태음인이 소양인으로, 소음인이 태음인으로, 태양인이 소음인으로 이동하기도 한다. 이는 아마 여태껏 들어보지 못한 말일 것이다. 실제로 이 이론에 동의하지 않는 학자나 한의사도 많으리라. 그러나 나의 '체질진화론'은 도그마(dogma)가 아니다. 인간을 깊이 관찰한 후 얻은 경험에 근거한 이론이며, 임상을 통해서도 충분히 확인한 의학이다.

체질진화를 이해하는 첫 번째 관문은 이동 혹은 진화의 순서를 잡는 일이다. 앞의 글에서 사상체질과 심리발달 모델, 자아의식 발달단계를 비교해보며 알 수 있었듯 체질이 지닌 고유의 '발달'단계상 체질진화의 순서 역시 소양인→태음인→소음인→태양인이 된다.

두 번째 관문은 충동과 욕망, 신체와 정신의 상관관계를 이해하는 것이다. 이 역시 앞에서 면밀히 살핀 것이지만, 자신의 어린 시절을 한번 떠올려보라. 어렸을 때는 특별한 목적을 이루는 욕망 없이도 그저 자극에 대한 반응으로서의 충동이나 내부적 생리반응으로서의 충동에 따라 생명현상을 유지할 수 있었다. 그런 면에서 '신체적 충동성'은 소양인

체질과 심신증 상관표

의 속성이고, 따라서 체질진화의 순서에서도 맨 앞자리를 차지한다. 이 신체적 충동성은 개체의 성장발달 과정을 통해 신체적 욕망에 주도권을 내주게 된다. 충동에 따라 행동하던 개체는 이제 인지적·정서적·육체적 성장을 통해 좀 더 뚜렷한 목적과 동기를 갖추게 되고, 이에 따라 단순한 신체적 충동에서 보다 고급화된 육체적 욕망으로 생명현상 유지의 방법이나 특징을 바꾼다. 이 '육체적 욕망'이 태음인의 속성이다. 이 같은 방식으로 인간의 육체적·정신적 특성은 변화하며, 그 속에 진화적 속성이 고스란히 담기는 것이다. 이를 사상체질과 팔체질에 맞춰 분류하면 왼쪽의 도표와 같이 정리된다.

소양인의 충동장애 이제마는 인간이 겪는 네 가지 감정을 '노−희−락−애'로 잡았다. 그런데 이 가운데 첫 번째가 노(怒)다. 화를 낸다는 의미의 '노'를 맨 앞에 놓은 것이다. 이때 '노'는 신체적 충동을 만족시키기 위한 생리적 에너지이기도 하고, 충동이 충족되지 못하면 병리적으로 나타나는 에너지이기도 하다. 이제마는 '노'를 소양인의 기본 정서로 삼았다. 소양인은 임상적으로 봐도 충동성이 매우 강한 체질에 속하며, 정신병리적으로 볼 때도 충동장애가 가장 쉽게 발생할 수 있는 체질이다. 그래서 나는 이들을 '충동장애성' 체질로 분류한다.

태음인의 우울증 두 번째 자리에 이제마는 '기뻐할 희(喜)'를 놓았다. '희'는 신체적 욕망을 만족시키는 데 매우 중요한 생리적 에너지다. 정서반응에서도 활동성 높은 에너지이며, 특히 정신적 기쁨보다는 육체적 기쁨을 표현하는 감정이다. 그런데 문제는 신체적 욕망이 만족스러울 정도로 채워지면 이것이 '기쁨'이지만 충족되지 않는 욕망은 '우울(憂鬱)'로 급변한다는 점이다. 신체적 우울로 인한 생리적 기능침체가 심해지면 정신적으로도 쉽게 우울증에 빠지게 된다. 그러므로 태음인은 정신병리적으로 우울증이 가장 쉽게 발생할 수 있는 우울증성 체질로 분류된다. 우울증은 태음인의 특징적 성향으로서, 사실 장점으로 작용하는 경우가 더 많다. 우울증 시기를 통해 그 다음 욕망을 획득할 에너지를 축적하기 때문이다.

소음인의 불안증 │ 세 번째 '즐거울 락(樂)'은 풍류를 즐기는 데서 오는 정신적 기쁨을 뜻한다. 음악(音樂)이란 음, 즉 소리를 즐긴다는 뜻이다. 즐거울 '락'은 정신적 충동을 고양한다. 앞의 태음인이 뇌의 대뇌변연계가 발달한 감성형 체질이라면, 소음인은 뇌에서 인간 고유의 특질을 담당하는 대뇌피질이 주도하는 지성형 체질이다. 이제마는 '락'을 소음인의 기본 정서로 정했다. 그런 면에서 소음인은 신경언어에 빗대 말하면 언어지능형(linguistic-intelligence type)에 속한다. 소양인과 태음인이 본능적·감성적 육체 주도형이라면, 소음인은 태양인과 함께 정신 주도형인 것이다. 특히 소음인은 언어지능형이 갖는 특징 중 정신적 충동성이 높은 체질이다. 정신적 충동성으로 인해 정신적 사고기능이 왕성해 육체적 충동이나 욕망 없이도 정신적 충동을 통해 만족을 얻는, 보다 진화된 체질이라고도 할 수 있다. 문제는 외부 자극 없이도 스스로 만들어내는 언어사고적 특성으로 인해 생각이 과잉되는 비정상적 상태를 자주 경험하게 된다. 과잉된 사고가 주는 가장 흔한 현상은 '불안증'이다. 적절한 불안증은 실체 없는 정신적 동기만으로도 생각을 발생시키는 매우 중요한 기능을 한다. 이것은 인간 고유의 기능으로, 인간문명 발달의 주된 동력이 되기도 했다. 그러나 이러한 정신적 충동이 만족스럽게 해소된다면 '락'을 즐기겠지만, 정신적 충동이 늘 충족되는 것은 아니므로, 결국 병리적 상태의 불안증을 겪게 된다.

 3 과학의 눈으로 본 체질의학

정신병리적으로 불안증에 쉽게 빠지는 소음인은 불안증성 체질로 분류된다.

태양인의 분열증 | 네 번째 '슬퍼할 애(哀)'는 매우 독특한 해석이 필요하다. 특히 '분열증'이라는 표현에 주의할 필요가 있다. 실제로 현대 정신의학계에서도 '분열'이라는 표현을 써야 할지 말지 계속 고민하는 중이라고 한다. 어쨌든, 알려진 바에 따르면 사상체질 중 가장 드문 체질이 바로 태양인이다. 과거에는 1000명 중 한 명꼴이라는 의견이 있었다. 사상체질을 완성한 이제마조차, 태양인을 체질의 하나로 분류해 넣기는 했으나 그가 살던 당시에도 매우 드문 체질이었는지 치료나 처방에 관한 이야기를 거의 전하고 있지 않다. 다만, 내 경험을 미루어 짐작건대 오늘날에는 열 명 중 한 명꼴로 태양인이다. 소음인이 대뇌피질이 발달한 지성형 체질이라면 태양인은 여기서 한발 더 나아가 전전두엽이 발달한 초지성상태, 즉 초월적 영성형 체질이다. 그러니 드물 수밖에 없는 것이다. 좀 더 쉽게 표현하자면 거의 깨달음에 도달한 노인, 즉 흰 수염 드날리는 도사님의 정신상태를 떠올리면 된다. 최근의 뇌과학에서는 인간의 전전두엽은 25세가 넘어야 완전한 발달을 이룬다고 하니, 이제마가 살던 그 시기에 태양인을 만나기란 여간 어려운 게 아니었으리라 짐작한다. 태양인은 정신적 욕망이 강하다. 소음인이 정신적 충동이 강한 것과 비교하면 거기서 한걸음 더 나아간 상태다. 과도한 정신적 욕망은 비현실성을 전제로 하며 그것이 지나치면 분리된 마음, 즉 분열적인 마음상태에 이르게 된다. 비현실적 욕망은 이루어질 수 없다. 그 때문에 결국은 늘 슬픈 정서상태에 머물게 된

다. 이런 이유로 이제마는 태양인의 정서반응을 '애'의 성질로 본 것이 아닌가 한다. 또 이제마는 태양인의 태도를 인다예소(仁多禮少)라고도 표현했는데, 태음인에게는 '예의'가 많은 반면 태양인은 그것을 거의 갖고 있지 않고 그 대신 큰마음이라 할 수 있는 어진 마음[仁]이 많다는 뜻이다. 참으로 놀라운 통찰이다.

이와 같이 일단 '소양인-태음인-소음인'을, '육체적 충동체질-육체적 욕망체질-정신적 충동체질'로 분류할 수 있으며, 이는 또한 '충동장애성 체질-우울증성 체질-불안증성 체질'로 분류할 수 있다. 보통 사람들에게 가장 흔히 나타나는 '우울'과 '불안'은 결국 태음인과 소음인의 생리적 특징이면서, 동시에 쉽게 병이 되는 병리적 특징이라고 할 수 있다.

한편 현실에 얽매이는 예의범절에서 초월한 태양인의 비현실성을 일반인들은 미쳤다거나 심각한 정신질환으로 보곤 하는데, 태양인 체질이 드러내는 이런 반응을 곧바로 정신분열증에 대입하는 일은 매우 조심스럽다. 사람이라면 누구나 때로는 비현실적이고 초월적이며 분리된 마음상태에 빠질 때가 있지 않은가. 이런 마음이 좀 더 자주 찾아드는 체질이 분열성 타입/태양인으로 생각한다면 큰 오해는 아닐 것 같다.

체질은 '성숙'하거나 '이동'한다

체질의 기본 개념을 이해하면, 체질이 변화하거나 이동할 수 있겠다는 추측이 충분히 가능하다. 사실 사람들은 억제할 수 없는 충동을 느끼더라도 그것을 적당히 조절하거나 억압한다. 또한 때때로 찾아오는 침체와 우울을 슬기롭게 넘기며 새로운 힘을 내고 활력을 되찾기도 한다. 충동이든 우울이든 스스로 마음을 조절하고 극복하는 훈련이 살면서 이뤄진다고 할 수 있다.

극도로 불확실한 세상에 살면서, 누구나 항상 마음속에는 삶에 대한 불안이 내재해 있다. 그것은 결코 지워지지 않는 성질이다. 기쁠 때도 불안하고 슬플 때도 불안한 것이 인간의 마음이다. 충동과 우울과 불안이라는 심리상태가 겹쳐서 오기도 하고 그중 어느 하나는 자신의 마음을 주도한다는 것을, 40~50년쯤 살다 보면 스스로 알아차리게 된다. 이를 단서로 기질적 체질 분류가 가능하다. 보다 정확한 유전적 체질을 알려면 정밀한 분류가 요구된다. 그 부분은 뒤에서 좀 더 구체적으로 설명하려 한다.

인간의 성장 과정을 돌아보면, 청소년기의 억제할 수 없는 충동이 앞뒤 없이 튀어나오다가 환경이나 학습 요인 혹은 지적 성장을 통해 조절되는 것을 경험하게 된다. '충동'이라는 기질은 그 일이 성취되지 않았다 해도 분노의 감정이 잠깐 분출할 뿐 그때가 지나면 곧 잊어버리는 습성이 있다. 시간이 지나면 생리적으로, 스스로 알아서 정상으로 돌아가는 성질이 있는 것이다. 이러한 충동이 조절된 후에는 부적절한 충동과 적절한 충동을 구별해 만족도를 높이는 쪽으로 진화한다. 즉 동기와 목적이 있는 욕구를 생성하게 되는 것이다. 이 단계가 바로 육체적 충동에서 육체적 욕망으로 이동하거나 진화하는 과정이다. 이런 면에서 소양체가 태음체로 이동하거나 진화하게 된다. 이를 '성숙', '이동', '진화'라고 표현할 수 있다. 이 경우 신체생리적 반응과 기능도 함께 변화한다. 예를 들어 충동장애를 겪던 소양인 청소년이 갑자기 우울해지면

서 침체기에 빠지면 그것은 순행 과정 또는 연화 과정의 회복기에 접어
들었다는 뜻이다. 반면 우울증을 겪던 태음인 청소년이 심한 충동장애
가 일어나면 이것은 역행 과정, 질병 진행의 악화 과정이 된다. 이런 면
에서 정신질환을 앓는 환자의 체질, 특히 유전체질은 매우 중요한 진단
요소가 될 수 있으며 치료 방법을 선택하고 치료 과정을 예측하는 데도
매우 중요한 기준이 된다.

체질치료의 기적은
깨달음에서 시작된다

충동조절장애 환자 '토니'가 보여주는 체질진화

러시아의 위대한 신경심리학자 A. R. 루리아의 제자 엘코논 골드버그 박사가 쓴 《내 안의 CEO, 전두엽》에 이야기 형식의 임상사례가 있어 소설처럼 재미나게 읽었다. 그중 특별히 기억에 남는 이야기가 '토니'라는 환자의 사례다.

토니는 생후 6개월 만에 입양되었다. 토니의 양부모는 영국에서 호주로 이민 온 중산층으로, 딸아이를 입양하려 했지만 상황에 떠밀려 토니를 입양받았다. 토니는 자신이 '부모가 원하지 않은 아이였다'라는 사실에 늘 괴로워했다. 토니는 발육이 빠른 조숙한 아이였지만, 결국 양부모와의 충돌로 9세 때 거리로 나가 떠돌이로 자랐다. 시드니 거리에서 성노동자 또는 마약중독자를 전전하다 19세 때 다시 양부모에게 돌아왔고, 농업전문학교에 들어간다. 몇 가지 기술을 배웠고 높은 학점을 얻어 졸업한 뒤에는 강사로 나서기도 했다. 그러나 여러 가지 재능을 가졌음에도 불구하고 한자리에 오래 붙어 있지 못했다.

토니는 일자리를 얻으면 얼마 지나지 않아 동료들과 격한 논쟁을 벌이다 해고를 당하거나, 불끈하는 성격 때문에 제 스스로 일을 그만두기를 여러 번 반복했다. 게다가 침착하지도 못해 한 가지 활동을 꾸준히 해나가지 못했다. 특히 충동조절이 되지 않아 안절부절못하는 모습이 두드러졌다.

이것이 바로 '청소년 ADHD'가 '성인 ADHD'로 고착된 전형적 모습이다. 엘코논 골드버그는 섬세한 관찰을 통해 토니에게 의미 있는 몇 가지 사항을 지적한다. 난폭한 행동, 다혈질에 사나운 성격, 극단적 감정 폭발, 변덕스런 기질 등을 종합해 토니를 '과잉행동과 양극성장애'로 진단한 뒤 그와 지속적 만남을 가졌다.

만일 체질의학으로 토니의 증상과 기질을 분석한다면 그는 전형적 소양인이다. 즉 화낼 '노(怒)'의 정서에 지배받는 뇌간 타입으로, 육체적 충동형-충동장애로 정리된다.

토니의 사례로 보는 '체질이동'의 실제

그런데 토니는 특별한 기질도 있었다. 그는 어려움에 처한 친구를 절대 배신하지 않는 충직함이 있었다. 30대의 토니는 비록 모순투성이기는 해도 총명했고 의사표시가 분명했다. 다만 겉으로 표시가 날 정도로 미성숙한 인상이었다. 지식이 있었는데도 무계획적이고 비체계적인 방식으로 살았지만, 직면한 상황과 사람에 대해서는 거의 초자연적 통찰력을 보였으며, 특히 사람의 성격을 예리하게 판단했다. 통찰력은 뛰어났지만 예측 능력은 너무나 결핍되어 거의 제로상태에 가까웠다. 이제마는 소양인이 쉽게 화내며[易怒], 의리는 강하나 지식은 부족하다[義多智少]고 했다.

30대 중반, 견디다 못한 토니는 결국 정신과 의사를 찾았고, 의사는 ADHD 치료제인 암페타민류의 덱세드린(dexedrine)을 처방했다. 효과는 6주 만에 나타났다. 토니는 전보다 침착해졌고 사려 깊어졌다. 덜 논쟁적으로 행동했으며, 더는 과잉행동을 보이지 않았다. 극과 극을 오가던 변덕스런 성격도 없어졌고, 유쾌하고 안정된 기분을 유지했다. 또 조직적이고 목표지향적 행동 능력 역시 상당 부분 개선되었다. 한결 성숙한 태도로 말하고 행동했다.

여기까지 들으면 얼마나 극적인가! 시드니 길거리를 배회하던 9세 소년이 길고 긴 어두운 터널을 혼자 걸으며, 또는 세상과 싸우며 아무리 조절해보려 해도 되지 않던 기질과 성격과 행동과 말이 30대 중반 알약 몇 개로 거의 사라지게 되었으니 말이다.

그런데 그가 투여받은 약물인 덱세드린의 부작용이 복용 3개월째에 나타나기 시작했다. 우울증이 찾아온 것이다. 토니는 치료제를 리튬(lithium)으로 다시 바꿨지만 몸에서 활력이 사라졌고 사고가 점점 느려지는 듯 느낄 뿐이었다.

체질의학의 관점에서 보자면 이것은 충동장애성 소양인이던 토니가 태음인의 우울상태로 이동한 경우다. 사실 토니는 진즉에, 즉 20대 초반에 이런 과정을 거쳤어야 했다. 결국 토니는 치료약을 완전히 끊기로 마음먹었다. 그때 그는 자기 상태를 이해하는 게 질병 조절의 관건임을 깨달았다. 그러자 이전보다 훨씬 행복한 사람이 되었다고 한다. 깨달음이 토니를 ADHD를 극복해낸 청년으로 만든 것이었다. 또한 이 이야기는 '체질이 이동하거나 진화한다'는 체질진화론의 생생한 증거가 되기도 한다.

체질별 맞춤의학의 가능성

인간의 몸이라고 다 같은 몸은 아니다. 토니의 사례에서 우리는 그 사실을 한 번 더 확인할 수 있다. 최근에는 서양의학에서도 이러한 반성이 번져나가는 추세다.

수십 년 전, 아스피린이 심장 질환으로 위험에 처한 사람들에게 유효하다는 임상연구가 이뤄졌고, 그 결과 많은 사람이 혜택을 입게 되었다. 그런데 이 연구에 참가한 사람들 1266명은 모두 남성이었고 게다가 재향군인이었다. 그들 모두가 건강한 보통사람이었다는 이야기다. 임상연구가 끝난 뒤 오랜 시간이 지나 후속 연구가 이루어졌는데, 아스피린이 일부 사람에게만 효과가 있으며 위험성과 부작용도 나타난 것으로 보고되었다. 요즘도 흔히 항혈전제로 아스피린을 사용하듯 아스피린은 '항혈전' 기능이 있어 복용하면 지혈이 잘 안 되는 부작용이 있다. 그럼에도 불구하고 아스피린에 관한 첫 번째 연구, 즉 '심장 질환을 가진 남성 재향군인'의 치료법으로 연구된 아스피린이, 그 후 별 고민 없이 여타의 사람들에게까지 지나치게 일반화된 것이다.

이런 사례로 알 수 있듯이 서양의학에서는 개인 상황에 맞춰 치료법을 적용하는 체질별 치료가 거의 발전하지 못했다. 이유야 여러 가지겠지만 대량화·기업화·일반화하는 상업의학 혹은 상업과학의 시대에 '체질에 맞는 개인별 맞춤약'은 전혀 어울리지 않을 뿐만 아니라 중요한 상업성을 담보해주지 못하는 탓이다. 그런 방식은 오히려 전근대적이고 원시적인 것, 심지어 '비과학'으로 매도당했다. 사람의 생명을 다루는 일에까지 침투한 심각한 상업주의가 만들어낸 비극이다.

그러나 요즘은 좀 다른 분위기가 느껴진다. 21세기 들어서는, 발달한 유전학에 힘입어 개인별 맞춤의학의 가능성에 의학계도 눈을 뜬 것이다. 그렇다면 19세기 말에 창안된 한국의 체질의학이야말로 21세기 유전학과 뇌과학이 반드시 참고해야 할 온고지신의 보물이 아닐까.

사상의학, 더 쉽게 이해하기

맞춤의학의 시대, 체질진단의 가치

체질이란 유전자형(genotype)과 마찬가지로, 개인이 특정한 병리적 상태에 노출될 수 있음을 보여주는 특질이다. 그렇지만 유전병처럼 특정 질병이 반드시 유전된다는 것은 아니고, 질병 소질을 구성하는 요소가 유전될 수 있음을 말해준다. 그리고 체질진단은 그 자체가 목적이 아닌, 질병을 치료하는 하나의 수단이다.

체질을 알면 발생 가능한 질병을 예측할 수 있고, 현재 나타나는 증상이 유전적 체질과 어떻게 관련되는지도 알 수 있다. 이는 질병 발생의 원인을 알게 하는 중요한 요소이며 치료에도 결정적 역할을 한다. 유전적으로 가장 약한 곳이 어디인지 알면 영유아기-청소년기-장년기-노년기로 이어지는 각 시기별로 발생할 만한 질병을 가장 효과적으로 예상해서 치료하게 된다.

이미 말했듯 체질진단을 위한 가장 정확한 방법은 홍채를 보는 것이다. 홍채에는 평생 변하지 않는 유전적 약점이 나타나 있는 데다 홍채의 색과 구조, 자율신경환을 분석하면 체질을 아주 정확히 분류하고 확정할 수 있다. 홍채진단을 통한 유전체질치료는 기관과 장기에 나타나는 질병을 치료하는 동시에 신체조건을 구성하는 체질균형을 최적의 상태로 되돌려주는 대칭적 치료도 가능케 한다. 결국 '유전체질치료'는 서양의 유전학과 뇌과학이 한국 체질의학과 결합한 최고의 체질맞춤의학이라 할 수 있다.

'인생 100세' 시대, 가장 현명한 선택은?

이제 게놈(혹은 '지놈'), DNA가 일반인들에게도 낯설지 않은 단어가 되었다. 2011년 7월 22일자 《중앙일보》에 실린 〈100만 원만 내면 내 '유전자 비밀'이… : 인간 지놈 완전 해독 도전〉 기사를 보면, "지놈 정보를 분석하면 고혈압·당뇨병·암 등 자신이 걸리기 쉬운 질병을 미리 알 수 있게 된다"고 하며, 특히 암 환자는 "자신의 암 발병 유전자 돌연변이를 알게 됨으로써 이 정보에 근거한 항암제 선택이 가능해지는 등 본격적인 맞춤형 의료 시대를 맞게 된다"고 한다. 이 기사는 '지놈'에 대한 상세한 설명도 이렇게 덧붙여놓았다.

"지놈은 사람의 유전자 지도이며 DNA로 구성된다. '인간 지놈 프로젝트'는 사람의 세포 내 염색체(23쌍)에 존재하는 60억 개가량(부모로부터 각각 30억 개씩 받음)의 DNA 염기(鹽基) 순서를 분석하는 작업이다. 1990년 미국·영국 등 국제 공동연구팀에 의해 시작되었다. 한 사람의 지놈 전모를 밝히는 데 2001년엔 1억 달러가 소요되었으나 요즘은 500만~1000만 원이면 가능하다. 3년 뒤엔 1000달러(100만 원) 시대에 돌입할 것으로 예상된다. 윤리적·법적 문제가 해결된다면 대중화는 시간문제다."

이렇게 신문기사를 구체적으로 인용한 것은 21세기에는 단순히 몸에 병이 났을 때 치료에 돌입하는 일만 중요한 것이 아니라 몸을 구성하는 근원, 즉 생명 발생의 뿌리인 '체질'을 살피는 일이 의학의 중심이 되리라는 하나의 증거자료일 수 있기 때문이다.

서양의학은 현대과학의 발전과 변화가 고스란히 담기는 실용기술이다. 그런 서양의학도 이제 DNA 분석이니 유전체질 분석이니 하며 타고난 특질을 질병 예측에 응용하는 일을 일반화할 것 같다. 한의사들의 체질의학에 대해 비과학적이라며 비판하던 때도 있었지만 말이다. 어쩌면 앞으로는 사람의 DNA를 분석한 뒤 "10년 후 고혈압이 생길 가능성이 높으니 이 약을 드세요" 하는 말을 할는지도 모르겠다. 그러나 사람들이 가장 흔히 겪는 고혈압과 당뇨병이 알약 한 알로 완치된 적이 있던가? 그것은 늙어가는 몸에 찾아오는 자연스런 과정의 하나로 적당히 조절해야 하는 것이지, 사라질 수 있는 병은 아니다. 물론 돼지의 췌장을 이식한다면 가능할지도 모른다. 그렇지만 이것저것 모두 이식해다 쓰면서 100년 이상 버티고 그렇게 오래 생명을 유지한다면, 철학자 대니얼 데닛이 오래전 인간에 대해 내린 그 듣기 거북한 말이 정당성을 얻게 될 것이다. "인간이란 사용자 없는 생존도구들의 꾸러미일 뿐이다. 또한 인간은 자연적 존재이며 오래된 부품으로 구성된 일상적인 존재이다."

이 문장을 처음 읽었을 때는 허무감이 밀려들었지만, 시간이 지날수록 나도 모르게 해방감을 느꼈다. 나이가 들수록 인생을 좀 더 살아갈

수록 이것이 거의 진실에 가까운 이야기라는 생각이 들었기 때문이다. 어느덧 100세가 넘어가는데 계속 낡은 부속들을 갈아 끼울 기회가 주어지는 게 좋기만 한 일일까? 결국 우리 몸은 동물에게서 가져온 부속품들로 대체되고 말 텐데……. 젊은이들이 나이든 사람을 어떤 눈으로 보게 될까? 왠지 걱정이 된다.

그러니 중요한 것은 우리 스스로 자연스런 방법으로 건강을 유지하는 일이다. 병이 났을 때 갈아 끼울 생각을 하기보다는 미리미리 예방해서 할 수 있는 한 발병을 늦추는 게 낫다. 그러려면 체질을 알아야 하는 것이다. 천년만년 생명을 유지하기 위해서가 아니다. 자신의 체질을 미리 알고 가장 자연스런 방식으로 몸의 허약을 예방하고 질병을 치료하는 의학, 그것이 21세기 장수시대를 맞은 우리에게 필요한 가장 현명한 의학적 선택지가 아닐까. 서양의학에만 의존하는 현대인들에게 내가 홍채진단과 체질의학을 제대로 알리려는 이유다.

원시적 오행이론에서 현대적 사상의학으로 발전하다

한의과대학 초년생 시절, 내가 가장 받아들이기 어려운 이론은 오행이론이었다. 세상이 나무(木)·불(火)·흙(土)·철(金)·물(水)로 이루어졌다고 하는 그 이론이다. 어떤 때는 이것이 물질을 구성한다 하고, 어떤 때는 그게 기능을 표현하는 것이라고 했다. 물리학과 화학에서는 원자니 분자니 세포니 하는 마당에 웬 나무, 불, 흙, 철, 물이란 말인가. 이렇게 사소하고 일상적인 물질이 한의학이론의 뿌리라고 하니 너무 허술한 이야기 같기도 하고 좀 우습기도 했다.

오행이론을 다소 어렵게 소개하자면 이렇다. 한의학의 기본 개념은 오행이론에 바탕을 둔다. 목(木)·화(火)·토(土)·금(金)·수(水)인 오행(五行)은 동양철학에서 우주만물의 변화 양상을 다섯 가지로 압축해 설명한 것으로, 인간사회의 다섯 개 원소로 생각된 목·화·토·금·수의 운행변전(運行變轉)을 의미한다. 오행에서 '행(行)'이 바로 운행이라는 뜻이다. 목·화·토·금·수를 고스란히 인체에 대입해, 간·심·비·폐·신의 순서로 오장이 곧 인체의 오행, 곧 인체의 구성과 변화를 이끄는 기본 요소가 된다. 목은 간, 화는 심, 토는 비, 금은 폐, 수는 신으로 대입되면서 이들이 서로 운행하는 이론이 바로 동양의 한의학이다. 세상에 가장 흔한 물과 불과 나무와 흙 그리고 철, 이것이 우리 몸의 중요한 기관인 간, 심, 비, 폐, 신에 적용된다는 이야기다. 그리고 이들은 서로 돕고 깎아내리고 억제하고 일으켜 세운다.

이러한 원리를 이해하고 믿고 신념처럼 따르게 되기까지 나로서는 꽤 많은 시간이 걸렸다. 한의과대학을 졸업하고 환자를 진찰하기 시작하면서야 비로소 깨달음이 왔다. 즉 내가 배운 그 이론으로 환자들이 치료되는 것을 보고서야 믿게 되었다. 교실에서 아무리 교수님이 옳다고 말해도 믿기 어려웠는데 말이다.

오행이론은 생화학과 생물학 시간에 배우는 세포, 원자, DNA 같은 용어와는 사뭇 다른 세계에 있는 개념이다. '2000년 전의 너무나 오래된 신화 같은 이야기를 아직도 따라야 하는가?'라는 의문이 수없이 들었던 게 사실이다. 그렇지만 세계 과학 발전의 역사적 측면에서 생각해보면 서양에서 세균이 발견되기 전까지의 생물과학과 의학 이론은 동시대의 동양의학과는 비교가 안 될 정도로 체계가 없었다. 반면 동양사상과 동양과학의 이론적 체계성은 지금 사용해도 큰 무리가 없다. 그렇더라도 한의학은, '동양의 오래된 과학이론인 오행이론이 과연 21세기에도 필연적으로 존재해야 하는가?'라는 질문에 답해야 할 것이다. 나는 여기서 그 답을 찾아내 설명하려 한다.

조선시대 후기, 이제마도 처음엔 동양의학의 최고 경전인 《황제내경》에 묘사된 오행적 체질론에 따라 환자의 병을 분류했을 것이다. 목인(人), 화인, 토인, 금인, 수인 등으로. 그러나 오행분류의 다섯 가지 타입은 너무나 단순한 병렬식이었고, 이제마는 임상에서 상반된 체질이 유독 눈에 들어왔을 것이다. 그래서 《중용》의 네 가지 개념 '인의예지(仁義禮智)'를 빌려다 인간심리의 차이를 해석해보았다. 어진 사람, 의리 있는 사람, 예의 바른 사람, 똑똑한 사람으로 나눈 것이다. 이제마가 보기에 이는 곧 인간정신의 구조였다. 이것 말고 또 어떤 정신구조가 있을 수 있을까? 여기에 이제마는 화내거나 기뻐하거나 즐기거나 슬퍼하는 '노희락애'의 반응구조를 심리적 성정에 포함시켰다. 이렇듯 서로 상반되는 체질이 있어야 체질의 비교와 분류가 가능하다. 예컨대 나무와 철, 불과 물은 서로 대립한다.

이윽고 이제마는 '토(비장과 위장)' 중심의 한의학이론에서 벗어나 '화(심장)' 중심의 사상의학이론으로 근본적 변신을 꾀했다. 그리고 수(水)에 대립하는 개념을 토(土)로 바꿔놓았다. 토-목-수-금 네 요소를 중심으로 삼은 것이다. 원시적 오행체질이 수천 년의 역사를 뛰어넘어 사상체질로 변화되는 혁명적 사건이었다.

오래도록 한의학에서 사용되던 오운육기(五運六氣, 하늘은 여섯 가지 기운으로 돌아가고 땅은 다섯 가지 기운으로 돌아간다는 뜻)에서 육기(六氣)인 풍, 한, 서, 습, 조, 화를 네 가지 한, 열, 조, 습의 대칭적 요소로, 오장(五臟)의 간, 심, 비, 폐, 신을 간과 폐, 비와 신이라는 사장(四臟)의 대칭적·상대적 요소로 구성했다. 이로써 그동안 오장과 육기가 돌고 돌아 꼬리를 무는 평면구조에서 대칭적이고 공간적인 수학구조로 해석할 수 있는 과학이론으로서 사상체질론이 정립되었다. 예컨대 간이 약해지면 폐가 강해진다. 간이 약해져 영양대사기능이 축소되면 인체 내 산소 소모량 감소로 인해 폐기능에 여유가 생긴다. 또한 소화기의 위장기능이 축소되어 섭취량이 줄면 대사산물(代謝産物) 감소로 비뇨기의 신장기능에는 여유가 생긴다. 이는 인체의 과학적 시스템에 대한 놀랍도록 압축적인 설명이다. 단지 꼬리에 꼬리를 물던 오행이론이 네 모서리가 꽉 차는 사상의 구조로 변화가 이뤄진 것이며, 이는 2000년 한의학 역사에서 비과학적 요인을 제거해내는 일대 변혁이었다.

이렇게 오행이론은 비과학에서 과학으로 변모했고, 언제든지 과학처럼 재현 가능한 것이 되었다. 이제마가 새로이 정립한 사상의학은 오행이론을 실증적으로 증명하는 증거가 되었다.

체질분류의 기본 단위는 '온도'와 '습도'

인간의 육체는 물질로 이루어졌다. 신경과학자 제럴드 에델만(Gerald M. Edelman)은 "마음조차 물질에서 기원한다"면서, 데카르트 이후의 이원론적 사고를 단호히 부정했다. 한의학은 일찍부터 일원적 고찰을 통해 인간을 해석해왔다.

인간의 몸은 정신과 함께 스스로 주인이기도 하면서 그 생명현상의 환경 역할을 한다. 몸과 마음이 만들어내는 시스템을 인간현상이라 한다면, 인간의 몸은 신체의 내부환경인 동시에 외부환경의 자극에도 끊임없이 반응하며 생명현상을 유지해간다. 요컨대 우리 몸이 곧 우리 생명의 환경이 되기도 하는 것이다.

흔히 영양학에서는 "내가 먹는 음식이 곧 나다"라는 이야기를 한다. 이처럼 인간은 자신이 먹은 음식, 자신이 들은 소리, 자신이 본 시각정보, 자신이 호흡한 공기, 자신이 접촉한 자극의 유입에 따라 때로는 병이 생기기도 하고 때로는 병이 치료되기도 한다.

저녁 9시 뉴스 말미는 언제나 일기예보로 마무리된다. 날씨는 사람이 살아가는 이 세상에서 가장 대표적인 환경요소라고 할 수 있다. 일기예보에서 알려주는 날씨 변화의 주된 두 가지 요소는 온도와 습도인데, 이 두 가지가 인간의 일상생활에 가장 큰 영향을 미치기 때문일 터이다. 온도와 습도가 최적의 범위를 벗어나면 인간은 그에 적응하기 위해 신체의 생리기능을 바꾸고 조절한다. 우리의 몸이 외부환경과 유기적 관계를 계속 유지해나가는 방법이다.

온도와 습도를 다른 말로 표현하자면 '열(熱)'과 '습(濕)'이다. 열에는 높은 열과 낮은 열이 있어, 그 편차에 따라 다시 '열'과 '한(寒)'이 된다. 습 또한 높은 습과 낮은 습이 있어 그 편차에 따라 다시 습과 조(燥)가 된다. 이렇게 해서 우리 몸은 '한·열·조·습'이라는 네 가지 환경조건과 만나며 살아간다.

고온다습한 열대 밀림 아마존에서 살아가는 사람들이 있고, 건조한 모래사막 사하라에 사는 사람들이 있듯이 인간이라는 시스템은 아마존이나 사하라, 하와이 같은 환경적 조건의 영향을 받으며 태어난다. 그리고 그 조건은 쉽사리 변하지 않는다. 아마존 사람이 사하라로 이주하지 않는 한 그 환경은 거의 변함이 없다. 우리는 '신체'라고 부르는 우리의 옷을, 우리의 선천적 환경을 벗어날 수 없다. 생명을 떠나지 않는 한.

같은 인간이라도 지역적 환경에 따라 인종적 차이를 지니게 된다. 피부색, 눈동자 색, 골격상태 등 환경에 적응하기 위한 인체의 외적·내적 형태와 조건이 편차를 갖는 것이다. 인종과 지역에 따라 선호되는 음식과 약도 다르다. 그렇지만 인간이라는 생물학적 공통성은 유지된다.

그동안은 이런 외부환경 요인에 따른 차이만 알 수 있었다. 그런데 이젠 유전학 발전에 힘입어 좀 더 세부적 요소들의 차이를 알 수 있게 되었다. DNA와 염색체의 배열 차이와 부분적 이상으로 발생하는 인간 질병에 관한 연구가 계속되면서, 이제 인간개체의 차이에 따른 맞춤치료를 이야기하는 시대까지 된 것이다.

그리하여 너무나 진부하고 낡은 패러다임처럼 보이던 한의학도 새로운 조명을 받고 있다. 특히 한국의 체질이론은 유전학과 뇌과학적 지식이 결합된 것이어서 보편적 의학이론으로도 수용될 만하다. 물론 이 이론도 모두가 이해할 수 있는 언어로 새로이 편집되어야 한다. 체질의학을 이해하기 위해 한의학 전체를 우선 학습해야 한다면, 누가 그런 수고를 감당하겠는가. 결국 가장 보편적 도구를 통해 이해시키는 것이 중요하다.

그런 점에서, 누구나 이해할 수 있고 누구와도 소통할 수 있는 상징적 언어가 필요하다. 나는 그것이 '온도'와 '습도' 같은 용어라고 생각한다. 단순히 이분화하면 '열'과 '습'인 것이다. 온도의 높고 낮음, 습도의 높고 낮음에 의해 환경이 형성되듯이 인체도 '열'과 '습'이라는 환경

의 범위를 벗어나지 못한다는 의미에서다. 이를 체질분류법에 대응시
키면 '열체질'과 '한체질', '습체질'과 '조체질'이라는 네 가지의 분화된
유형이 결정된다.

환경의 온도와 신체의 열성질 환경 | '뜨겁다(열)' 또는 '차다(한)'의 경계가 완벽하게 고정되었다고는 볼 수 없지만, 열의 높고 낮음에 따라 신체는 '열'체질과 '한'체질로 이분될 수 있다. 다시 말하지만, 여기에는 정도나 범위 차이가 있다는 것이지, 그 뚜렷한 경계가 존재한다는 이야기는 아니다. 체질적으로 열체질과 한체질로 분류한다는 것이지, 정상 체온인 섭씨 37도를 기준으로 높고 낮음을 나누는 것도 아니다. 생리적 기준으로 나누는 것이지만, 각 체질이 늘 나타내는 신체적·심리적 현상을 보고 나눌 수도 있다. 열체질은 생리적으로 열성 반응이 쉽게 자주 나타나므로 '열'의 범위가 넓다. 땀을 쉽게 흘리고, 얼굴이 곧잘 붉어지며, 흥분도 잘한다. 자율신경 중 교감신경의 흥분성도 자주 나타난다. 그래서 차가운 환경과 자극을 선호하는 경향이 높다.

당연히 한체질은 그 반대라 할 수 있다. 생리적으로 한성 반응이 쉽게 자주 나타나며, 매우 건강하여 항상성이 잘 유지될 때를 제외하면 대체로 따뜻한 환경과 자극을 선호하고 그럴 때 몸의 느낌과 반응이 좋아진다. 그렇다면 모든 사람은 열체질과 한체질 둘로만 나뉘는가? 당연히 그렇다. 어느 누구건 열체질이거나 한체질이다. 그렇지만 기상청의 일기예보가 온도만 제공하지 않는 것처럼, 또 다른 조건도 고려해야 한다. 바로 습도다.

습도를 가장 쉽게 느끼는 것이 피부다. 한여름에도 땀이 별로 나지 않고 피부가 건조한 사람이 있는가 하면, 건조한 가을이나 겨울에도 피부에 땀이 쉽게 나는 사람이 있다. 외부 습도와 건조함의 정도에 따라 그때그때 피부가 최적의 반응을 보인다면 이는 매우 건강한 체질이며 최적의 몸상태라 할 수 있다. 그렇지만 환경에 잘 적응하지 못하고 한쪽으로 치우친다면, '습'체질과 '조'체질로 분류될 수 있다. 그렇다면 모든 사람은 습체질과 조체질로 나뉘는가? 그렇다. 누구나 습체질과 조체질로 나뉘고, 겸하여 열체질과 한체질로도 나뉜다.

이를 사상체질에 적용해 정리하면 열이 우세한 체질은 소양인, 습이 우세한 체질은 태음인, 한이 우세한 체질은 소음인, 조가 우세한 체질은 태양인이다. 그러나 열체질, 습체질, 한체질, 조체질의 네 가지 분류는 인체환경에 대한 완벽한 분류가 아니다. 인체든, 외부환경이든, 열과 한, 습과 조의 상태가 동시에 혼합되어 있다. 예컨대 '습열'체질, '한조'체질 등 두 요소가 섞여 구성된다. 이런 복합적 요소들을 체질에 적용해 사상체질의 부족함을 채운 사람이 권도원 선생이고, 그 이론이 바로 '팔체질'이다.

사상체질이 다시 진화한 것이 팔체질!

습열·습한·조열·조한이라는 조합은 사상체질의 한계를 운명적으로 벗어난다. 그리고 습열체질도 습이 우세한 습열체질과 열이 우세한 열습체질로 다시 나누는 것이 합당하다. 마찬가지로 습한체질도 습이 우세한 습한체질과 한이 우세한 한습체질로 다시 나뉜다. 또 조열체질은 조가 우세한 조열체질과 열이 우세한 열조체질로 나뉘고, 조한체질은 조가 우세한 조한체질과 한이 우세한 한조체질로 나뉜다. 이렇게 해서 총 여덟 가지, 즉 팔체질로 인간체질의 구별이 가능해져, 이제마의 네 가지 체질분류가 좀 더 세분화된 여덟 가지 체질분류로 진화하게 되는 것이다.

임상에서는 간혹 한과 열, 두 가지로만 분류해 치료에 활용하기도 한다. 즉 음체질이냐 양체질이냐로만 구분하는데, 이렇게 해도 물론 질병의 원인 파악에는 도움이 된다. 다만 세분화되지 않은 탓에 오차범위가 넓어져 체질분류를 하는 근본 목적에 도달하지 못하는 경우가 많다. 체질분류 중심의 치료가 아닌 질병과 증상 중심의 치료가 되어버린다는 것이다.

앞서 말했듯 사상체질을 한·열·조·습이라는 신체환경에 적용하면, 소양인은 열체질, 태음인은 습체질, 소음인은 한체질, 태양인은 조체질이다. 그런데 문제는 태음인은 습체질이라 해도 다시 습열체질과 습한체질로 나뉘어 두 체질 간에 한과 열이라는 매우 큰 간격이 생긴다는 것이다. 그렇게 되면 이 둘을 동일한 체질로 보기가 어렵다. 그런데 사상체질에 따른 한약 처방에서는 산약과 황금이 모두 태음인에게 쓰는 약에 속한다. 그러나 사실 산약은 습한증에만, 황금은 습열증에만 사용하는 게 더 타당하다.

한체질인 소음인 또한 이런 문제가 있다. 소음인은 한습체질과 한조체질로 나뉘어, 한 지붕 아래 살아도 그 본질적 성격과 구조는 축축하고 습습한 체질과 건조하고 까칠한 체질로 다시 구분되니 결코 같은 체질이라 말할 수가 없는 것이다. 또한 태양인 체질에 해당하는 조체질도 조열체질과 조한체질로 다시 나뉘며, 소양인의 열체질도 다시 열습체질과 열조체질로 나뉜다.

흥미롭게도, 습+열 모두를 만족시키는 체질은 도리어 태음인의 습열체와 소양인의 열습체다. 또 습+한을 모두 만족시키는 체질은 도리어 태음인의 습한체와 소음인의 한습체이며, 조+한을 모두 만족시키는 체질은 도리어 소음인의 한조체와 태양인의 조한체이고, 조+열을 모두 만족시키는 체질은 도리어 태양인의 조열체와 소양인의 열조체다. 결국 한 지붕 아래 사는 체질이 아니라 옆집 사람의 체질과 한 속성으로 묶이는 것이다. 따라서 그동안 단순하게 분류해왔던 '열체질 소양인', '습체질 태음인' 하는 식은 뚜렷이 오차를 만들게 된다. 이를 그림으로 표현하면 오른쪽의 도표와 같다.

이런 까닭에 사상체질과 팔체질의 완전한 연합은 불가능하다. 일단 약을 처방하기가 어렵다. 이제마의 사상체질이론에 따르자면 태음인 체질에는 황금, 갈근, 마황, 대황, 산약, 의이인 등의 한약이 쓰인다. 이 한약을 팔체질에 따라 구별해 사용한다면 열습체(황금), 습열체(갈근, 대황), 습한체(마황, 산약, 의이인)로 나누어 사용하거나, 태음인의 병증이 열습, 습열, 습한을 나타낼 때에만 사용해야 한다. 약물로 본다면 황금과 산약은 성미에서 현격한 차이를 난다. 예컨대 산약은 소음인에게, 황금은 소양인에게도 사용되는 약제인 것이다. 이런 해석을 기준으로 한다면, 대변이 쉽게 묽어지는 '한습성' 소음인에게는 산약이 적당하지만, 대변이 쉽게 건조해지는 '한조성' 소음인에게는 산약이 부적당하며 오히려 당귀와 하수오가 제격이다. 이렇듯 개별 한약에 대한 사상체질

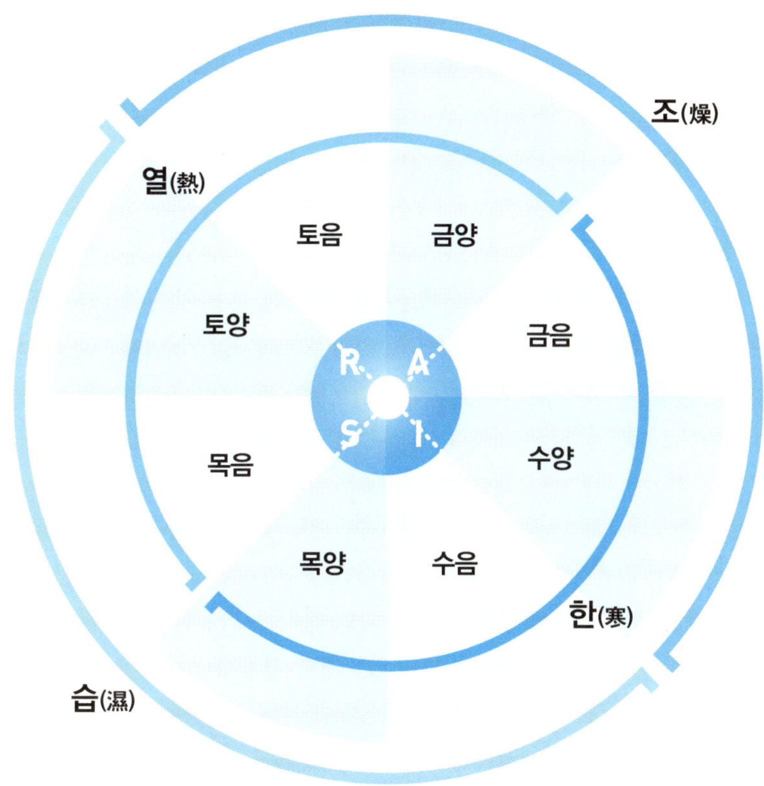

한·열·조·습과 체질의 상관성

별 분류가 뚜렷한 경계를 확정하지 못하는 경우가 생겨나게 된다.

그리하여 그동안 임상에서는 습＋한을 만족시키는 습한체 태음인과 한습체 소음인은 태음인으로, 습＋열을 만족시키는 열습체 소양인과 습열체 태음인은 소양인으로, 조＋한을 만족시키는 한조체 소음인과 조한체 태양인을 소음인으로, 조＋열을 만족시키는 조열체 태양인과 열조체 소양인을 태양인으로 확장하여 사상체질분류 및 그 치료법을 활용해왔다. 이미 이제마의 사상체질 처방도 이에 상응하게 분류되어 있어 임상 결과 큰 문제를 일으키지는 않았다. 하지만 어쨌든 사상체질 분류와 팔체질분류는 45도 편차를 갖는다. 물론 실제로는 바로 그 편차가 체질의학을 완성하는 핵심 요소가 되어주었지만 말이다.

결국 권도원 선생의 팔체질은 더는 나눌 수 없는 데까지 나눈 매우 완벽한 체질분류로서, 사상체질의 미완성 부분을 보완하고 마무리한 것, 그로써 한국 체질의학을 현대적 의학이론으로 수립한 것이라 본다. 더욱이 팔체질분류는 오장육부 강약의 배열도 심화해주었다. 사상체질은 간대폐소(간>폐)인 태음인을 설명할 경우 비와 신의 위치가 배제되었다. 그러나 팔체질은 간과 신이 크고 폐와 비가 작은(간>신>심>비>폐) '태음인 목양체'와 간과 심이 크고 폐와 신이 작은(간>심>비>신>폐) '태음인 목음체'로 나눔으로써, 각 체질마다 나타나는 오장의 편차를 완벽하게 구성해주었다. 이 또한 한국 체질의학을 완성하는 데 결정적 역할을 했다.

오행의 원리와 체질치료의 핵심

생명의 운행 원리와 체질의 순행이동

후쿠오카 신이치(福岡伸一)는 너무도 스마트한 재능을 지닌 과학자다. 그의 책을 몇 권 읽어보면 한의학을 공부하지 않고도 미세과학을 통합적으로 보는 뛰어난 시각을 가질 수 있구나 하며 감탄하게 된다. 그의 책《동적 평형》을 읽고 '줄기세포를 통해 본 한의학의 오행원리와 세포의 동적 평형 이론'이라는 테마가 떠올랐다. 그의 책을 인용하면서 오행과 체질의학을 설명해보자.

한동안 이른바 '줄기세포' 신화로 과학계가 들썩거렸다. 배아성 줄기세포(Embryonic Stem cell), 즉 ES세포 이야기다. 수정란에서 태어나는 세포는 전문화된 조직으로 분화되는데, 분화 프로그램을 일시 정지한 상태의 세포를 ES세포라고 한다. 정지상태를 풀어 어느 세포, 어느 조직으로든 분화될 수 있는 만능세포인 것이다. 이러한 ES세포의 특징을 갖는 또 하나의 세포가 있으니 바로 '암세포'다. 암세포는 분화를 마치고 신체 일부가 됨으로써 자신의 역할을 다한 세포가 우연히 분화의 과정을 거슬러 올라가 미분화 단계로 돌아가버린 것을 말한다.

세포 수준에서도 오행 상생의 관계가 성립한다. 즉 서로가 서로를 살리는 진화가 이루어진다. 이른바 '목생화(木生火)-화생토(火生土)-토생금(土生金)-금생수(金生水)'라는 순행적 진화가 세포의 세계에서도 정상이라는 이야기다. 이것이 곧 모생자(母生子)의 관계로, 정상적인 '목'과 '화'의 분화 발전에서 '금'과 '수'의 퇴행소멸로 자연적 생명현상의 순서를 유지해야 한다. 그런데 수렴소멸의 토생금-금생수의 단계로 이행하지 못하고 '금' 기운의 수렴작용이 떨어져 '금극목-수극화'라는 오행의 정상적 상극기능을 잃게 될 수 있다. 즉 발생성장을 억제하는 세포작용이 제대로 이뤄지지 못해 세포가 분열과 증식을 멈추지 않는 폭주가 발생하는 것이다. 이러한 폭주성 세포가 인체 여기저기에 존재하면서 다른 세포의 질서를 교란하는 것, 바로 암의 정체다. 오행(五行)이 아니라 오역(五逆)이 일어난 셈이다.

후쿠오카 신이치는 ES세포를 이용하여 GP2가 없는 실험쥐를 만들었다. GP2는 소화효소 분비와 관련되는 단백질이다. 췌장에서 소화효소를 분비하지 못하는 실험쥐, '에비스마루 1호'를 만든 것이다. 그런데 이 쥐들은 그 다음세대에서까지 당뇨병을 앓지도 않았고 아무런 이상도 나타나지 않았다. 현미경으로 봐도 별 변화가 발견되지 않아 신이치는 크게 낙담했다. 그러나 깨달은 게 하나 있었다.

'생명이란 무엇인가'라는 기본 물음에 대한 자기 인식의 일천함을 깨달은 것이다. 생명은 수정란이 생긴 그 순간부터 행진을 시작해 시간의 축을 따라 계속 흐르는 것이며 과거로는 되돌릴 수 없는 일방통행의 과정(process)임을 알게 되었다. 생명은 제 스스로 결함을 보완하고 백업기능을 발동하거나 우회도로를 개척한다고 신이치는 주장한다. 결국 생명이란 단순히 여러 가지 부품이 조합된 기계가 아닌 것이다. 기계와는 전혀 달리, 생명에는 유연성과 가변성, 전체적 균형을 유지하려는 기능이 있다. 그것을 신이치는 '동적 평형 상태'라 부른 것이다.

내가 보기에 신이치의 동적 평형은 다름 아니라 한의학의 기본 개념, 즉 오행의 상생-상극-균형을 의미한다.

오행진화, 오행의 상생-상극-균형 개념

'오행의 상생상극', 즉 '목-화-토-금-수(木-火-土-金-水)'로 인체를 해석하면 과학자들은 난해하다고 생각한다. 그래서 그보다는 한의학의 생리이론인 유기능(類機能) 체계로 이해시키는 편이 낫다. 이 체계에 따르면 '생장화수장(生長化收藏)' 기능이 오행이다. 즉 생명체는 '발생기운-성장기운-변화기능-수렴기능-저장기능'의 과정을 겪는다는 것이다. 이는 시간의 축을 따라 이동하는 과정이기도 하고, '봄-여름-가을-겨울'과 '동-남-서-북'을 의미하기도 한다. 암세포란 수렴-저장-쇠퇴 기능으로 가야 할 어떤 것에서 이상이 발생해 도리어 발생-성장 기운이 과도하게 증진되어 나타난 이변인 것이다.

한의학의 오장은 '간-심-비-폐-신'의 순서로 운행한다. 이때 간은 발생기능, 심은 성장기능, 비는 변화기능, 폐는 수렴기능, 신은 저장기능으로 유기능 체계와 상응한다. 간의 발생기운이 시작되려면 잠재된 저장기운, 즉 오행 중의 수(水)가 있어야 한다. 그래서 결국 오장의 운행에서 그 시작은 신장[水]이다.

출생 후 신체는 성장하면서 허약함을 보이는 장기가 있을 테고, 날 때부터 건강한 장기도 있을 것이다. 그 순서가 곧 장기의 성숙 정도를 나타내며, 성장과 함께 또 변화를 겪는다. 성장 초기, 가장 성숙도가 낮은 장기는 신장이다. 오행의 수(水)에 해당하는 인체기관이 신장과 비뇨·생식기관이다. 어린아이가 대소변을 가리는 능력이 취약한 것은 그런 이유다. 어린아이는 뼈도 약하며, 2차성징은 10세 이후에나 시작된다. 즉 오장육부 중 출생 후에 가장 늦게 성숙하는 것은 비뇨·생식기관이다. 이렇듯 영유아기 때는 신장기능이 약하고, 이는 곧 '수'의 기운이 약한 것이며, 이를 다시 풀자면 '물이 부족한 상태'다. 그런 탓에 이 시기에는 음허화동(陰虛火動)으로 인한 열증 현상이 많이 나타나는 소양인 병증이 주로 발생한다.

그 후 10세 전후까지는 신허(腎虛) 상태, 즉 신장이 허약한 상태를 유지한다. 성장기에는 항상 신체 영양물질이 부족한 수(水) 부족의 신허 상태다. 신허인 수허(水虛)는 결국 물이 부족하여 불을 끄지 못하는 수불능극화(水不能克火)인 심실 상태를 내포한다. 그러니 화가 극성한 최고의 성숙기 시절에 심장이 실해져, 결국 심화(심장의 불)가 폐금(폐의 철)을 억제하는 화극금(火克金)의 오행상극이 진행되어 금허, 즉 폐가 허약한 상태로 바뀐다.

이런 식으로 그 다음에는 호흡기관인 폐가 약해지는 단계로 접어든다. 폐는 오행 중 금에 해당한다. 성장기 때 가장 많이 앓는 병이 폐와 기관지 같은 호흡기관 관련 질환인 것은 이런 이유다. 청소년기의 가장 주된 질병 역시 폐와 기관지 혹은 코 같은 상기도(上氣道) 질환이다. 즉 청소년기에는 태음인 병증이 가장 많이 나타난다. 겉으로는 폐가 허약한 '금허(金虛)' 상태가 지속되면서도 속으로는 '금허즉 금불능극목(金虛卽 金不能克木)', 즉 목에 해당하는 기관인 간이 실해지고 강해지는 상태를 유지한다. 청소년 성장기 동안 가장 활성화되는 장기가 바로 간인 것이다. 간이 실한 '목실(木實)' 상태는 오행상극의 '목극토'로 인해 다음 단계에선 토가 허해지는데, '토'는 인체에서 비장과 위장을 의미하니 결국 '비허(脾虛)' 상태에 이르는 것이다.

그리하여 다음에 허약해지는 장기가 소화기관인 비와 위장이다. 성년기 때 가장 많이 앓는 질병이 위장 질환인 것은 이런 까닭이다. 특히 '토'의 기운이 허해지면 '토극수(土克水)', 즉 흙이 물을 이기지 못하므로, 수의 기운이 강해지는 현상인 '한증'이 많이 나타난다. 이는 소음인들이 자주 겪는 병증과 유사한데, 이렇듯 수실(水實) 증상이 심해져 수극화(水克火)가 이뤄지면, 그로 인해 다시 불이 부족해지는 화허(火虛) 병증이 지속된다. 심장(火)이 허약해지니, 불이 철을 억제하는 '화극금(火克金)'의 상극기능이 약해져, 이것이 결국 '금'의 기운, 즉 폐기능이 실해지는 그 다음 상태를 유발하게 된다. 심장기능이 약해짐으로써 폐기능이 강한 상태에 이른다는 이야기다. 이는 또한 철 기운이 실해져〔金實〕간이 허해지는〔木虛〕상생과 상극의 최종 단계로 이어진다.

결국 이제 간이 인체에서 가장 허약한 장기가 된다. 이는 태양인이 고유하게 겪는 병증과 유사한 '간허폐실(肝虛肺實)'의 상태가 된다는 의미다. 묵묵히 인체의 화학공장 역할을 수행해오던 간이 시들어가는 때가 언제일까? 바로 노년기다. 결국 인간은 간기능이 떨어지면서 점차 생명이 끝나가는 것이다.

정리하자면, 인체는 유년기의 '신허' 소양형에서 시작하여 청년기의

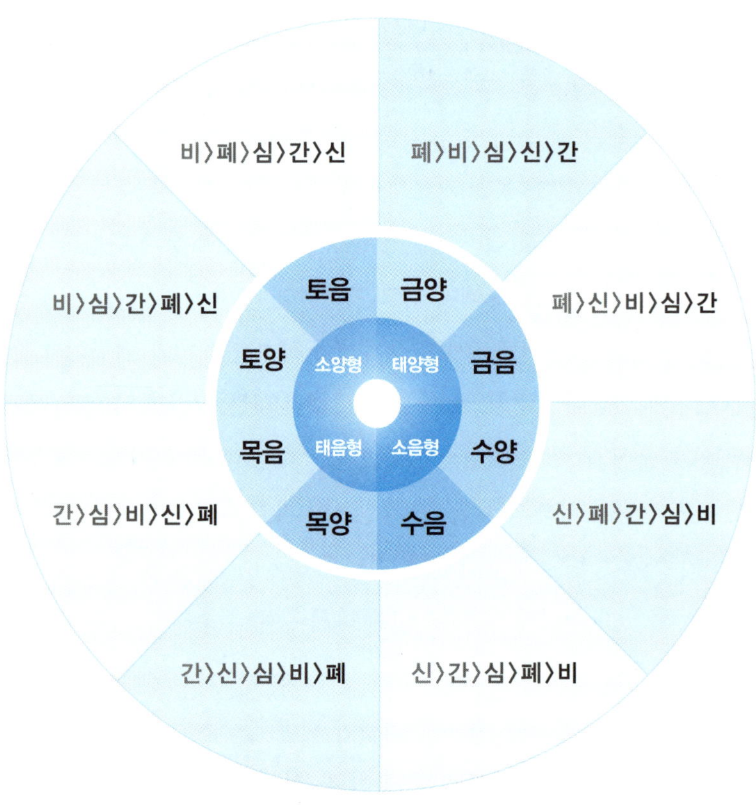

체질발달의 순서에 따른 오장육부의 강약과 편차

'폐허' 태음형으로 성숙한다. 그리고 장년기의 '비허' 소음형에서 최종
적으로는 노년기의 '간허' 태양형 단계에 이른다. 이러한 체질발달 순
서는 체질의학을 진화론 및 유전학과 연결짓는 가장 중요한 이론적 고
리다. 아울러 홍채진단이 이 이론에 대한 시각적·객관적 증거가 되어
줌으로써 체질의학을 유전체질의학으로, 더 나아가 홍채유전체질의학

으로 발전시키는 데 핵심 역할을 수행하고 있다.

체질에는 순서가 있으며, 적정한 범위 안에서 이동한다

사람들은 자신의 고유한 체질과 상관없이, 일생을 위와 같은 오장육부의 오행기능에 의한 진화-퇴행의 과정을 겪는다. 여기에 고유체질을 적용한다면, 태생적 체질이 소양인인 경우 유년기에 그 강점인 '열'이 극에 달하고, 태음인은 청년기에 그 강점인 '습'이 극에 달한다. 이처럼 자신의 체질과 발달시기가 겹침으로써 항진이나 상쇄를 통해 중화의 균형을 잡게 된다.

좀 더 자세히 설명하자면, 시간적으로 작용하는 인체 내의 환경적 인자는 열(유년기 15세까지)→습(청년기 30세까지)→한(장년기 45세까지)→조(노년기 60세 이후부터 사망까지)의 순서로 작용한다. 예를 들어 태음인 습체질은 15세까지는 습+열 상태 그리고 30세까지는 습+습 상태가 되어 습이 심하게 겹치는 습성 병증이 16~30세에 심해진다. 습성 병증이란 주로 비만을 가리킨다. 그 이후 45세까지는 습+한 상태, 그 후 노년이 되면 습+조라는 가장 균형적 상태를 유지한다. 한과 열이 만나고 습과 조가 만나면 상호 상쇄되어 균형을 이루기 때문이다.

물론 모든 체질이 이 과정을 거친다는 이야기는 아니다. 사상체질의 가장 단순한 모형으로서 '한·열·조·습'이 과다 혹은 과소를 겪는 모형을 제시한 것일 뿐 유전적 체질의 강약과 편차는 무수히 많다. 또한 노화의 진행 속도도 사람마다 다르다. 이런 차이는 홍채진단을 통해 보다 정밀하게 각 사람의 유전적 약점을 관찰해봐야만 알 수 있다.

그러나 어쨌든 정상인으로서 건강을 유지했다면, 태음인인 경우 나이 들수록 체질적 약점이 균형을 이뤄가게 된다. 쉬운 말로 하자면 초년에는 습열병과 습울병 때문에 건강 문제로 다소 고생하지만 말년으로 갈수록 건강이 좋아진다. 마찬가지 원리로 소음인은 장년기에, 소양인은 유년기에, 태양인은 노년기에 신체적 약점이 드러날 가능성이 높다.

지금까지 살펴본 오행진화론과 유전체질이론을 통해 얻게 되는 중요한 사실은 "체질에도 순서가 있고, 이 순서가 진화생물학적 의미를 내포한다"는 점이다. 한의학의 오행이론 속에는 진화적 생명관이 담겨 있고, 그 안에는 다윈의 진화론이 들어 있다는 것이다. 앞서 설명했듯이 발달진화적 관점에서 보면 오장의 변화는 인체의 성장에 따라 '신허→폐허→비허→간허'의 순서가 되고, 체질 또한 '소양체→태음체→소음체→태양체'의 순서가 된다.

인간의 타고난 고유체질은 평생 동안 변함이 없다. 다만 성장과 노화라는 시간 축에 따라 오장육부의 기능은 변한다. 그러므로 시간의 변화, 즉 나이 듦에 따라 소양인은 태음인처럼, 태음인은 소음인처럼, 소음인은 태양인처럼 바뀐다. 즉 기질과 체질이 이동하는 것이다. 그에 따라 환경과 영양, 심리적 요소, 유전적 약점에 따라 약간의 생리적·병리적 이동도 일어난다. 이것이 바로 내가 앞서 설명한 바 있는 '체질이동'이다.

어린 시절 성질이 급하고 활달하던 소양인 아이가 성년이 되면서 듬직한 태음인처럼 변하는 것이다. 어느 체질이 고유체질인가는 '홍채진단'을 해봐야만 확실히 알 수 있다. 홍채는 인간의 진화와 무관하게 태생 당시의 유전적 정보를 고스란히 간직하기 때문이다.

소양인 같던 체질이 태음인처럼 변화하는 것을 나는 '순행이동'이라 부른다. 이것은 건강하고 자연스러운 생리적 이동과 변화다. 어린 시절 마르고 비위가 약하던 소음인 체질이 성인이 되어서는 비만하며 지방이 잔뜩 낀 태음인처럼 변했다면, 그는 서둘러 자신의 체질로 돌아가야 한다. 소음인에서 태음인으로의 이동은 '역행이동'으로 병리적 체질이동이기 때문이다. 소음인이 만약 체질이동을 겪는다면 태양인 경향으로 바뀌는 것이 좋다. 그것이 건강한 생리적 이동이다. 태음인도 마찬가지다. 간이 실하고 폐가 약한 태음인 성인이 그 고유의 느긋한 성품에서 나이 들수록 성마르고 급하며 화를 자주 내는 성격이 된다면, 즉 습성 체질에서 열성 체질로 변한다면 이는 매우 위험한 병리적 변화다. 허약한 폐를 기본으로 타고난 태음인이 신장기능까지 약해진다면 비만과 부종이 반복되는 최악의 성인병을 앓게 될 가능성이 높다.

건강한 삶을 이어나가려면 자신이 타고난 고유체질과 이동체질을 정확히 판단할 수 있어야 한다. 그래야 그에 합당한 치료와 건강관리가 가능해질 테니까 말이다. 이를 가능하게 하는 것이 바로 홍채진단이다.

병의 '뿌리'까지 제거하는 것이 체질의학의 핵심

그렇다면 이제 몇 가지 중요한 질문을 던져보자. 첫째, 체질치료란 궁극적으로 무엇인가? 그것은 질병을 예방하는 것인가, 아니면 현재 질병을 치료하는 것인가? 둘째, 한의학적 치료의 대표적 방법인 침치료와 한약치료는 기존의 서양의학적 치료와 비교해 어떤 유익이 있는가?

체질치료란 체질을 바꾸자는 것이 아니라 체질을 강화하자는 것이다. 비유하자면, 자동차의 가장 약한 곳을 미리 파악해 그 약점이 자동차의 전체 운행에 지장을 주지 않도록 미리 발견해 보강하는 것과 같다.

그렇다면 체질강화가 질병 발생을 억제하는가? 당연하다. 소음인 수양체질로 불안증과 불면증으로 신경정신과 약을 몇 년씩 복용하던 환자가 수양체질에 기본으로 쓰는 침 처방인 '사신방(신장 기운이 강해서 생기는 한기를 내보내는 처방)'과 '보심방(심장기능을 항진하는 처방)'을 놓아 6주쯤 치료한 경우, 넉 달 이상은 양약을 복용하지 않고도 지속적 효과를 얻을 수 있다. 또한 소음인 수양체질에 쉽게 나타나는 세로토닌 항진과 아세틸콜린 저하 상태를 미리 조정해준다면 심신 전체의 균형을 유지할 수 있다. 물론 침치료와 아울러 인삼, 황기, 백출, 당귀, 하수오 같은 약제를 통해 소음인 수양체질의 약점인 비위기능 저하와 심장기능 쇠약 증상을 강화하면 만성소화불량과 수족냉증, 만성피로감도 함께 사라진다.

과연 어떤 영양제와 화학약제로 체질허약을 보충할 수 있는가? 화학약제가 제공하는 증상 억제의 대증치료 효과는 신체의 체질적 요소를 고려하지 못한다. 무엇보다 중요한 사실은 '체질진단'이 단순히 인간의 신체구조적 유형을 범주화해서 분류하는 게 목적이 아니라는 것이다. 즉 체질진단의 궁극적 목적은 병리적 질병 발생의 근원을 체질과 유전적 약점에서 찾아내자는 것이다. 인간이 겪는 대부분의 만성 또는 퇴행성 질병과 증상은 유전적·체질적 요소에 그 뿌리를 두고 있다. 그리고 내가 말하는 '체질강화'란 질병 발생의 유전적·체질적 원인요소를 확인해 그 약점을 없앰으로써 단지 증상 자체만이 아니라 원인까지 함께 없애는 것, 다시 말해 병의 뿌리를 제거하는 근본치료를 가리키는 것이다.

체질별 양상에 따른 치료의 원리

세 가지 체질별 우울증 치료

앞서 '우울증'에 대해 내가 생각하는 의학적 개념을 밝혔는데, 여기서는 체질진화론을 우울증에 대입해 더 구체적인 치료법을 말해보려한다. 흔히 누군가 자살하면 대부분 그 원인을 '우울증'과 연관 짓는다. 비관적 상황을 극복하는 데 가장 장애가 되는 심리적 상태를 꼽으라면 당연히 우울증이 맨 먼저 언급되기 때문일 것이다. 우울증은 세 가지 타입으로 나타난다.

태음인의 우울증 치료

우선, 본래 체질이 태음인인 체질형 우울증이 있다. 이들은 체질적으로 간이 실하고 폐가 허하다(간실폐허, 肝實肺虛). 뒤에서 다시 설명하겠지만, '간실'은 호르몬으로 말하자면 '가바 과잉'이며 '폐허'는 '도파민 저하'다. 간은 한·열·조·습 중 습이 가득한 장기다. 습은 무겁고 가라앉는 기운이다. 간이 실하다는 것은 습이 가득 차는 것이다. 습도가 높은 곳에서 호흡하기가 불편하듯 폐는 건조한 것을 좋아한다. 간은 실하고 폐는 약하다는 것은 습은 과중하고 조는 부족한 체질이라는 것이니 조금만 지나쳐도 침체감을 겪을 수밖에 없다. 우울감은 태음인이 늘 지니는 감정상태로, 따라서 이들은 체질적으로 즐거움과 쾌락을 추구한다. 이는 자기 스스로 신체균형을 찾으려는 노력이다. 약물이 아니라 자신이 좋아하는 생활방식으로 충분히 회복이 가능하다.

한의학적으로 간기능을 억제하고 폐기능을 강화해주는 '사간보폐'의 침치료와 한약으로 짧은 시간에 정상 기능을 회복할 수 있다. 과잉항진된 간을 억제하면 욕망이 누그러지고 감정 기복이 가라앉으며 안정된다. 또한 위축된 폐기능을 항진시키면 마치 습한 곳에 바람이 불어오듯 기분이 매우 가벼워지며 기쁜 마음이 생겨난다. 습기가 줄어듦으로써 무거운 몸이 가벼워지고, 신체의 산소교환 능력이 향상됨으로써 정서도 발랄해지며 쾌락감을 회복하게 된다. 사간보폐 치료는 진정작용이 강한 가바 분비를 뇌에서 억제하고, 뇌의 전압이라 할 수 있는 도파민 분비는 향상하는 작용이 있다. 태음인의 육체적 욕망을 충분히 충족시키는 작용을 하는 것이다.

그런데 육체적 욕망성의 태음인에게 소음인의 '정신적 충동'을 강화하면 그것이 오히려 태음인에게는 우울을 조절하는 역할을 한다. 즉 감성 주도의 태음인이 육체적 욕망 성취에 실패할 경우라도, 지성 주도의 소음인성 영리함으로 '자기합리화'라는 지적 능력을 발휘하면 스스로 계발한 정신적 충동으로 우울증을 극복할 수 있게 되는 것이다. 그런 의미에서 지식과 정보를 습득하고 학습하는 일 자체가 육체적 욕망에

서 벗어나 정신적 동기와 목표를 확대하는 과정이 되어 중요한 치료수
단으로 작용한다. 육체적 욕망의 실패로 나타나는 우울증은 정신적 충
동성으로 진화하도록 하는 것이 좋은 치료 방향이다.

소양인의 우울증 치료

충동장애성 소양인은 분노성 우울증을 겪는 경우가 많다. 흔히 화병
이 우울증으로 발전한다. 따라서 '화'라는 감정만 잘 꺼도 우울감이 해
소된다. 소양인 체질은 비가 실하고 신이 허하다(비실신허, 脾實腎虛).
비실이란 흥분성 호르몬인 아세틸콜린 과잉을 뜻하고 신허는 세로토닌
부족을 의미한다. '한·열·조·습' 중 열이 많은 소양인에게 우울증을 일
으키는 '습'기운이 차면 우선 충동성이 누그러지는 효과가 있다.

소양인의 우울증은 충동장애가 순행적으로 회복되는 과정에서 필연
적으로 나타나는 일시적 현상일 수 있다. 그렇다면, 오히려 자연스럽게
회복할 수 있는 우울증이라는 이야기다. 늘 충동적이고 급한 정서상태
이던 소양인이 평소 별로 느껴보지 못한 침체감을 경험하면 그게 약간
생소한 듯 느껴지겠지만, 이내 침착해지면서 정신적 성숙을 맛보게 된
다. 본래 갖고 있던 분노 일변도의 정서반응에서 도리어 건강한 태음인
의 정서인 희열을 자주 느끼는 정서로 변함으로써 '충동성'에서 '욕망
성'으로 진화하는 계기로 작용하는 것이다.

반대로 우울증성 태음인이 주변 사람과 맺는 관계나 환경적 장애로
인해 욕망 충족이 극도로 억제될 경우에는, 소양인적 충동장애성이 재
연되면서 조절이 불가능해지고 그리하여 매우 어려운 상황을 맞게 된
다. 그러므로 태음인의 우울증이 소양인의 충동장애성과 겹치면, 심지

어 스스로를 살해하고자 하는 육체적 자살충동까지 생길 수 있고 이를 억제하기가 어려워진다. 이 경우 태음인이 소양인으로 역행하는 악화 과정이 일어날 가능성이 있다. 진화가 아니라 퇴행적 정서반응이 일어나는 것인데, 이는 매우 위험하다. 이 경우 폐가 허하고 심장이 실한(폐허심실, 肺虛心實) 병리를 갖게 된다.

소음인의 우울증 치료

불안증 체질인 소음인은 지성형이며, 정신적 충동을 특징으로 한다. 불안증이 지나쳐 탈진하게 되고 우울증으로 확대되는 경우가 있다. 이들은 체질적으로 신이 실하고 비가 허하다(신실비허, 腎實脾虛). 호르몬으로 설명하면 '신실'은 '세로토닌 과잉'이고 '비허'는 '아세틸콜린 부족'을 의미한다. 세로토닌은 주의력과 기억력을 향상하고 생기를 불러일으키는 것으로 이른바 '행복물질', '공부물질'이라 불린다. 즉 소음인은 주의하고 조심하며 불안해하는 사고기능은 항진되어 있지만, 육체적 흥분성은 낮은 편이다. 만약 신체적·정신적 질병으로 인해 소음인에게 우울증이 장기간 지속된다면 매우 힘든 상태에 빠지게 된다. 세로토닌은 과잉 분비되고 도파민이 적정 수준에서 유지됨으로써 형성되던 불안증이 신체적 허약으로 인해 도파민 저하가 지속됨으로써 결국 세로토닌도 함께 저하되어 전체적 뇌신경호르몬 결핍상태에 이르기 때문이다. 불안증과 우울증이 함께 지속되는 종합 증상이 일어나면 급격한 신체적 허약상태를 맞게 된다.

불안증에 우울증이 겹치는 퇴행과 역행 상태로 전락하면 과잉된 생각만 가득해 매우 급속도로 부정적 관점이 확대된다. 이로써 신체는 허약하지만 정신적 충동에 더 깊이 빠져들 가능성이 생긴다. 실행에 옮기는 육체적 충동성은 미약하지만, 자살을 실행할 가능성이 아주 없지는 않다. 소음인에게서는 우울증이 흔치 않다. 그러나 만약 소음인에게 우울증이 겹치면 불안과 우울 불면증 그리고 신체허약 등 심신이 모두 탈진되는 최악의 결과가 나타난다.

치료를 위해서는, 우선 육체적으로는 소음인이 갖는 신체적 허약상태를 보강해주고, 그 다음 정신적으로는 불안증보다는 우울증을 먼저 감소시킴으로써, 소음인 본연의 특징인 보통의 불안상태로 복귀시키는 게 중요하다. 즉 생리적 범위 안에 머무는 불안증, 즉 '우울'에서 '불안'으로 복귀시키는 것을 치료의 주된 목표로 삼아야 한다. 이들은 폐와 비장이 모두 허한(폐허비허, 肺虛脾虛) 병리를 가진다.

이같이 '우울증'이라는 하나의 질환에서도 소양인이냐 태음인이냐 또는 소음인이냐에 따라 질병의 원인과 경과가 다르다. 당연히 그 치료 또한 가장 적절한 방법을 선택해야 하고, 이를 위해서는 유전적 체질을 고려해야 한다. 그런데 앞서 말했듯 체질은 진화하기도 하고 퇴행하기도 한다. 그 지점에 맞는 치료가 중요하다.

서양의학에서는 첨단 뇌영상 장비(f-MRI, PET, SPEC)를 동원해 각양각색의 수많은 뇌정보를 얻는다. 그러나 그것들에 의해 오늘날 사회적 질병이라 불리는 정신병이 완벽하게 퇴치되고 있지는 않다. 그래서 정확한 체질진단과 분류를 통해 환자의 심신을 전체적으로 일관되게 해석하는 한국 체질의학의 장점이 현대사회에서 특히 부각되고 있는 것 아닐까. 첨단 뇌과학이 미처 해결하지 못하는 정신적 문제를 치료하는 데는 '체질의 탄생과 진화'라는 생명체의 역동성을 선험적으로 이해하는 사상의학이야말로 분명한 대안이 될 수 있으리라 믿는다.

심장내과 전문의 출신의 홍채진단기 전문가
러시아의 마카르츄크

러시아에서 온 마카르츄크 박사는 심장내과 전문의다. 그의 스승 벨코퍼는 신경외과 전문의라고 했다. 구소련이 무너지면서 많은 과학자가 외국으로 팔려나갔다. 그 경우와 비슷하게 그는 한국의 한 기업체가 운영하는 연구소로 왔다. 홍채진단기를 개발해 한국 의료계에 홍채진단법을 알리려 큰마음 먹고 왔다고 했다. IMF 직전, 1997년경의 일이다.

어느 날, 대전대학교 부속 한방병원에서 홍채진단기 시연을 할 예정이니까 참석하라는 연락이 왔다. 기업체가 운영하는 연구소 임원들과 마카르츄크 박사가 함께 온다는 소식이었다. 나는 가만히 생각을 해보았다. 어찌 보면 자존심이 걸린 문제였다. 한국 사람의 홍채를 보는 한의사는 나이고, 나를 만나고 싶으면 그들이 내가 있는 한의원으로 와야 했다. 결국 마카르츄크 박사 일행이 우리 한의원으로 찾아왔다.

그는 내가 홍채진단을 하는 모습을 옆에서 지켜보았다. 야뇨증이 있는 아이와 위장병을 앓는 아주머니를 홍채로 정확히 진단했다. 낡아 구식인 홍채 촬영 카메라로도 정확히 검진한다며 그는 깜짝 놀랐다. 그리고 한국에는 홍채진단을 전문으로 하는 의사가 없는 줄 알았다고 했다. 우리의 인연은 이렇게 시작되었다.

그와 함께 전국의 한의과대학에 홍채진단 세미나를 다녔다. 그는 홍채진단의 양의학적 진단 과정을, 나는 그것을 한의학에 응용한 내용을 강의했다. 어느새 우정이 쌓여 우리는 서로를 형제라 칭했다. 그가 나보다 세 살 위였다.

한국을 떠나던 날, 그가 의미심장한 말을 했다. "홍채진단을 전문성 있게 실시하는 국가는 현재 없다. 그러나 한국에는 한의사를 키우는 제도가 있어 양의사들과 대등한 위치에서 진료행위를 하고 있다. 한국처럼 침, 대체의학, 홍채진단을 함께 연구하고 임상에 직접 활용하는 나라는 흔치 않다. 유럽에서 150년 전에 시작된 홍채진단이 1950년대에 독일 의사 조셉 데크에 의해 의학적 기초가 세워졌고, 1980년대에는 러시아에서 임상연구가 활발히 이루어져 그 가치가 확실해졌다. 이제 공은 한국으로 넘어갔다. 2000년대에는 한국에서 홍채학의 꽃이 필 것 같다."

그러면서 그는 내게 세계의 홍채의학을 책임지라고 했다. "세계의 누구도 당신처럼 매일 수십 명의 홍채를 보기 어렵다. 당신에 의해 동양인의 홍채진단이 연구되고 발전되어야만 한다." 불현듯 내가 삶에서 짊어져야 할 의무가 무엇인지 뚜렷해졌다. 사실 미국이나 영국, 호주 등지에서 홍채진단은 의사가 아닌 의료보조인 또는 대체의료사들이 전문적 판단 없이 사용한다. 그곳 양의사들은 굳이 최첨단 의료기기를 뒤로하고 홍채진단을 할 필요를 느끼지 못하기 때문이다. 그런 탓에 러시아를 제외하면 어느 나라도 홍채진단을 정식 의료행위로서 임상연구의 대상으로 삼지 않는다. 미국이나 캐나다의 한의과대학 몇 곳에서 가르치기는 하지만, 전문 과목으로 정해놓고 있지는 않다.

그와 함께 있는 동안 나는 질문을 많이 했고 그는 홍채진단에 대한 나의 의문을 풀어주었다. 그는 홍채진단을 지적 상품으로서 아르헨티나와 일본에 가져간 적이 있다고 했다. 아르헨티나에서는 군진의학 분야에서 사용한다고 전해주었다. 일본도 유전진단으로서 홍채진단의 가치가 매우 높다는 것은 알고 있지만 일본인들의 유전체질이 대개는 약점이 많은 쪽이라 의료계가 아예 초기에 등을 돌렸다고 했다. 한편 유럽에서는 대기업들이 직원 채용 시 홍채검사를 통해 신체적·정신적 약점을 파악하기도 한다고 전해주었다. 자신이 여러 회사를 다니며 수만 달러씩 받고 직원 채용 시 홍채검진을 해주었다는 이야기였다. 이 모두가 홍채진단에 대해 확신을 더하기 위한 설명이었다. 1999년에 러시아로 돌아간 후 그와의 연락이 끊겨 아쉽다.

4

내 몸의 약한 곳만 알아도
평생 건강하게 산다

홍채진단이 찾아주는 내 몸의 약한 부분

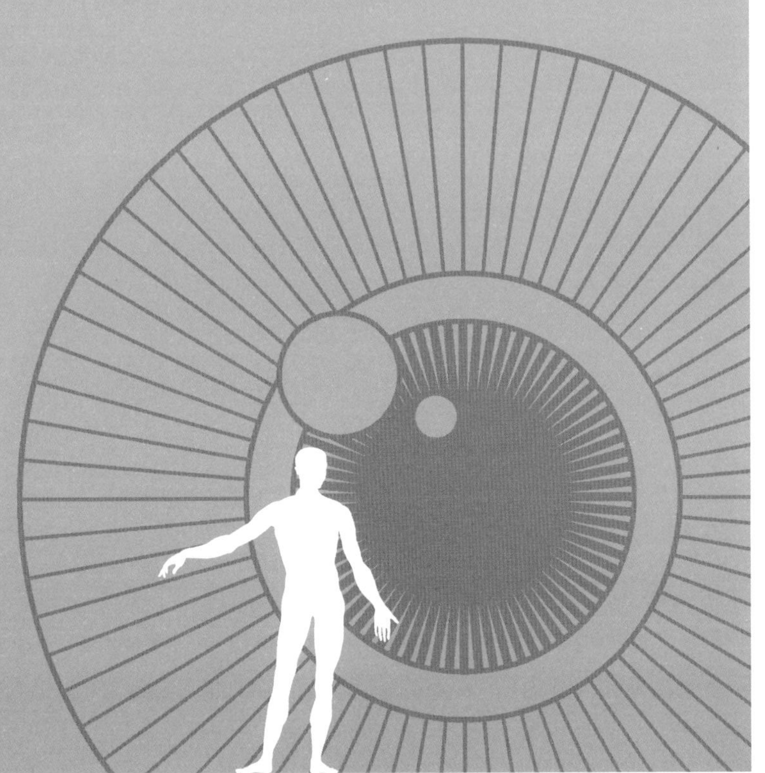

홍채진단으로 허약체질 알아내기

홍채에 새겨진 우리 몸의 장기기관

홍채는 360도를 이루는 원으로, 몸의 상태를 나타내는 시계다. 그래서 홍채지도는 "좌측 홍채 3시 영역 심장, 우측 홍채 7~8시 영역 간, 좌우측 홍채 5~7시 영역 신장, 방광, 난소·자궁, 좌우측 홍채 3시와 9시 영역 폐·기관지, 홍채 위쪽 11~1시 영역 뇌" 하는 식으로 표시된다. 좌측 홍채와 우측 홍채는 각각 몸의 절반을 담당한다. 즉 우측 신체는 우측 홍채에, 좌측 신체는 좌측 홍채에 해당한다. 홍채와 인체 장기의 연결 표시도는 168쪽 도표와 같다.

홍채진단의 핵심가치는 가장 허약하게 타고난 장기기관을 알 수 있다는 것이다. 신체조직을 구성하는 장기 중 가장 허약한 곳에 해당되는 홍채 표면에서 손상된 조직이 보인다. 홍채를 확대해서 보면 이 손상 부분이 큰 구멍처럼 혹은 깊이 상처가 난 듯 보인다. 허약조직은 태어나기 전부터 형성되어 있던 유전적 약점이 있는 곳이기도 하다. 즉 건

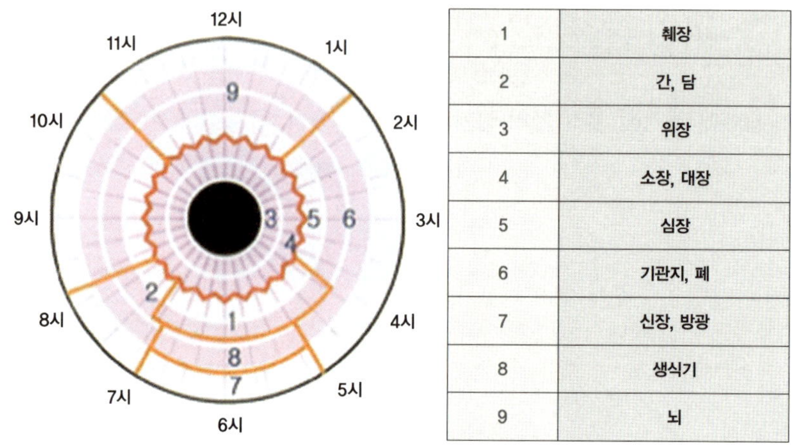

1	췌장
2	간, 담
3	위장
4	소장, 대장
5	심장
6	기관지, 폐
7	신장, 방광
8	생식기
9	뇌

홍채 영역별 해당 장부 영역

강한 사람이라면 홍채조직도 비단섬유조직이나 대리석처럼 치밀하고 매끈하다. 그런데 홍채섬유가 치밀하지 않고 느슨하거나 탈색되었다면 거기는 허약한 부분이다. 나이와 환경 그리고 스트레스 유무에 따라 그 부위에서 질병이 발생할 수 있다.

홍채조직이 다소 허약해 보여도 정신적·육체적 환경이 아주 양호하다면 병으로 드러나지는 않을 수 있다. 그렇지만 현실적으로는, 평생을 그렇게 살기란 불가능하기 때문에 결국에는 질병이나 증상이 발생한다. 한의학에서는 오장육부의 허약상태가 지닌 강약에 따라 일정한 편차가 나타나므로 그러한 규칙에 따라 같은 유형끼리 묶어 홍채로 체질을 분류했다.

홍채로 확인 가능한 허약체질

서양의학이 역사적으로 전염병과 감염 질환, 상처와 외과적 손상을 치료하는 데 확실한 목표를 두었다면, 한의학은 장기기관의 기능저하, 만성퇴행성 변화, 면역기능 저하 등에 따른 허약 증상을 회복시키는 데 목표를 두었다. 하지만 그동안은 '허약하다' 또는 '허하다'라는 개념의 경계 자체가 모호할 뿐 아니라 정확한 실상을 알기도 어려웠다. 환자가 호소하는 피로하다, 힘이 없다, 우울하다, 불안하다, 어지럽다 같은 자각 증상만이 아니라 이런저런 병에 자주 걸리고 병에 걸리면 회복이 더딘 것이 '허약'한 상태다. 한의학에서는 이를 두고 허약체질이라고 한다.

서양의학에선 검사상 눈에 보이는 이상이 발견되지 않는 한 "정상입니다. 약은 필요 없습니다. 운동하세요. 잘 잡수세요" 하면 끝이다. 그런데 한의원에 가면 "몸이 허약하고, 특히 간이 허하고, 신장이 약하시군요" 하며 보약을 처방한다. 또는 "간이 허약한 체질이군요", "폐가 허약한 체질이군요" 하며 침을 놓거나 한다. 이러한 체질진단은 환자가 호소하는 증상이나 맥상, 체질유형 등 다양한 요소를 종합해서 이루어진다. 그러나 누구나 한눈에 알아볼 수 있고 확인할 수 있는, 이를테면 환자는 괜찮은 것 같다고 해도 의사가 정확히 "바로 이곳이 허약한 부분입니다" 하고 결론을 내려주는 진단법은 이때까지 없었다.

홍채진단은 홍채만 보고도 분명하게 신체의 허약조직을 가려낼 수 있게 한다. 홍채만 보고도 "허약한 체질입니다", "허증입니다"라고 말할 수 있게 되었다는 이야기다. 사실 홍채진단이 지니는 최고의 강점은 '허약체질'을 찾아내는 것이며, 그에 따라 결합조직 허약체질, 내분비

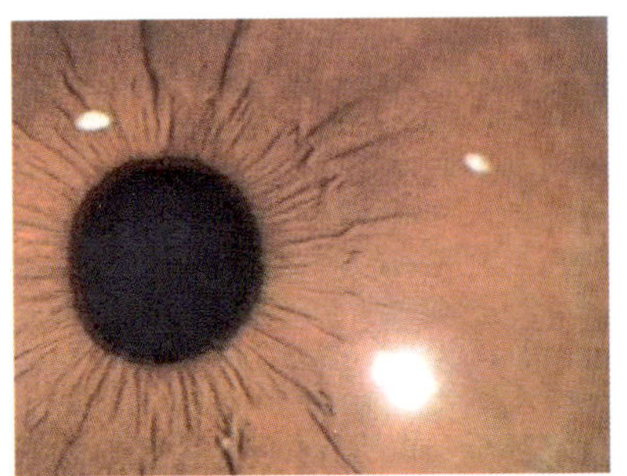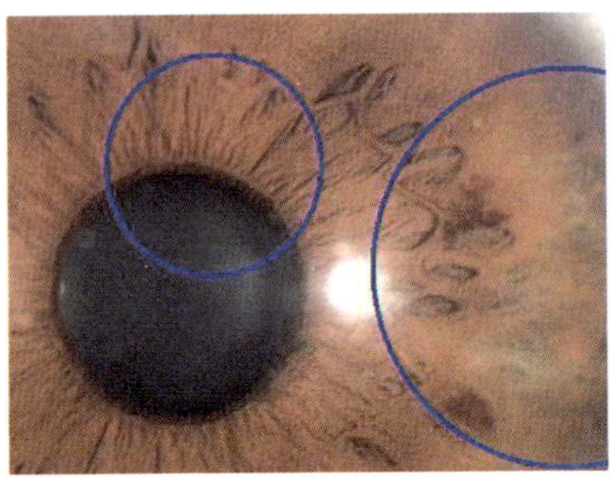

허약체질, 임파면역 허약체질로 다시 나누어 치료할 수 있다.

건강한 홍채와 허약조직이 많은 홍채는 어떻게 다를까. 위 사진으로 그 차이를 이해할 수 있다.

이 사진에서 왼쪽은 51세 남성의 홍채다. 체격이 건장한 태음인 체질로 술과 담배를 많이 하는데도 불구하고 몇 년간 종합 건강진단을 했을 때 매우 정상으로 나왔다고 한다. 홍채 표면에 허약조직도 없고 홍채섬유의 치밀도가 높아 탈색되어 보이는 곳도 없으며, 홍채의 색깔도 통일성 있는 갈색이다. 유전적으로 매우 튼튼하게 태어난 사람이라는 이야기다. 다만 자율신경환에서 뻗어나간 통증울혈선이 12시, 3시, 6시 방향으로 여러 가닥 보이는데, 이는 유전적 소견이 아닌 홍채를 검사한 시점쯤에 발생한 경추와 요추의 긴장성 통증으로 인해 발생한 선들이다.

오른쪽 사진은 50세 여성의 홍채다. 마르고 다소 허약해 보이는 태음인 체질로, 40세에 위암 수술을 받았고 역류성식도염, 늑막염, 복막염, 난소낭종, 철결핍성빈혈 등 대부분 허약체질이 원인이 되어 발생한 질병들로 고생하고 있다. 12시 방향 중간의 작은 원은 위영역을 나타내는

것으로 위암과 역류성식도염의 발생을 알려주고, 3시 방향의 큰 원 안
에 있는 물방울 모양의 허약조직 열공(lacuna)과 갈색이 옅어진 회색
부분, 홍채섬유 치밀도가 낮은 곳은 모두 폐영역의 선천적 허약상태를
보여준다. 이런 원인으로 늑막염과 복막염 합병증이 발병한 것이다.

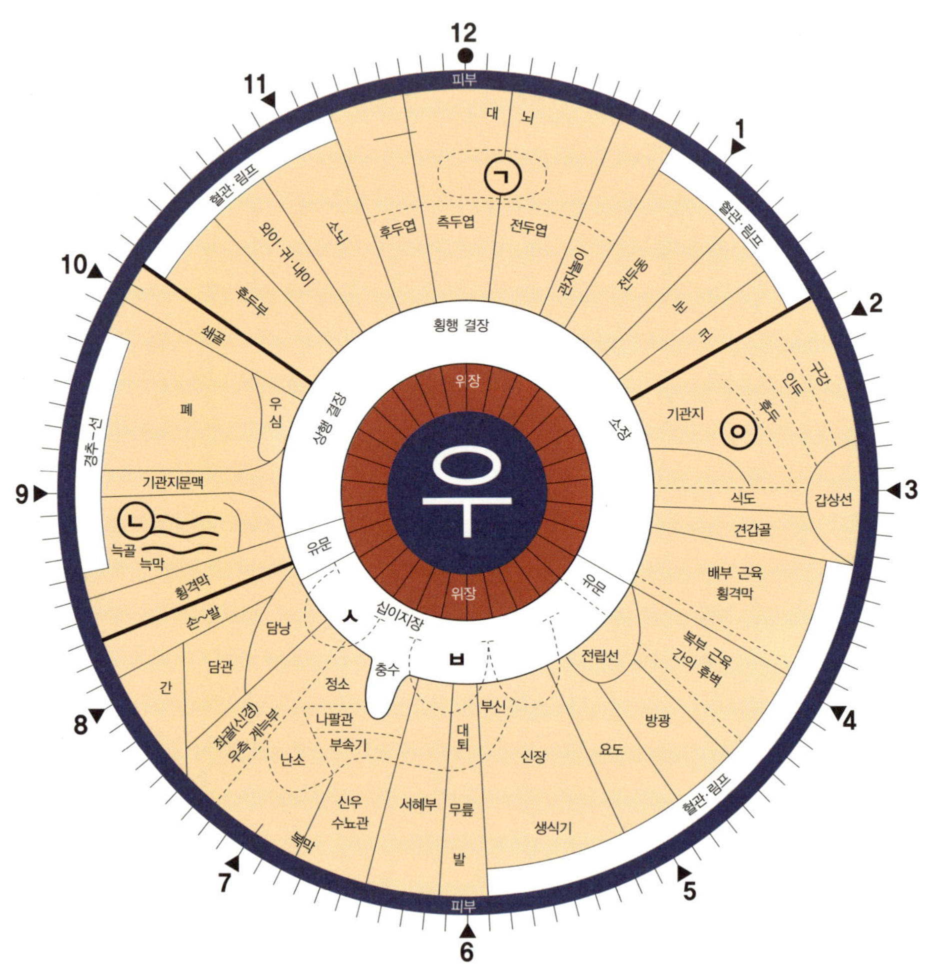

ㄱ 뇌하수체　ㄴ 유방　ㄷ 십이지장 하행부　ㄹ 췌장 좌측 미부　ㅁ 췌장 좌측 체부　ㅂ 췌장 우측 체부　ㅅ 췌장 두부　ㅇ 편도

홍채지도(독일 조셉 데크)

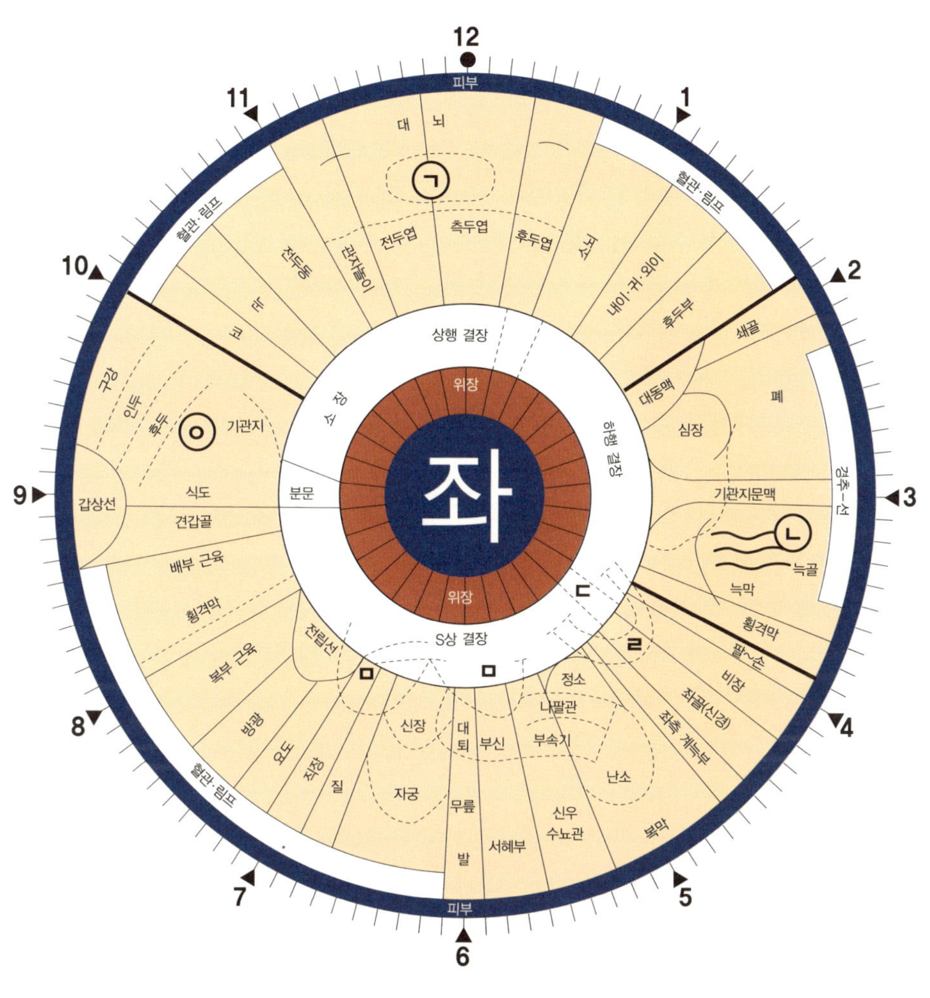
12
피부
11
1
대 뇌
ㄱ
혈관·림프
전두엽
측두엽
후두엽
목
혈관·림프
10
2
전두동
관자놀이
내이·귀·외이
후두부
쇄골
눈
코
상행 결장
대동맥
폐
구강
하행 결장
기관지
위장
심장
후두
식도
좌
기관지문맥
경추~선
ㅇ
9
3
갑상선
분문
위장
ㄴ
늑골
견갑골
S상 결장
늑막
배부 근육
전립선
횡격막
횡격막
복부 근육
ㅁ
ㅁ
정소
ㄹ
팔~손
방광
신장
나팔관
좌골(신경)
비장
8
좌측 가슴부
4
요도
대
부신
부속지
질
퇴
난소
복막
자궁
무릎
신우
수뇨관
혈관·림프
발
서혜부
5
7
피부
6

유리그릇처럼 잘 깨지는 '결합조직' 허약체질

결합조직이 허약한 체질의 임상사례

내가 홍채진단으로 찾아낸 허약체질 가운데 가장 많이 겪은 임상사례가 결합조직 허약체질이었다. 여기서 말하는 결합조직이란 우리 몸의 조직을 구성하는 모든 물질을 가리킨다. 인대, 근육, 뼈 등 기본적인 결합조직 허약뿐만 아니라 지방세포, 적혈구, 임파액까지 물질적 요소는 모두 결합조직이라 할 수 있다.

한의학에서는 태음인들 중에 특히 허약체질이 많으며 폐, 기관지, 대장의 허약을 기본으로 하여 그 외 생식기나 뇌신경 계통의 허약을 병리적으로 동반한다고 보고 있다. 결합조직 허약체질인 여성들은 불임증을, 남성들은 우울증, 노이로제, 자율신경장애를 많이 호소한다.

 4 내 몸의 약한 곳만 알아도 평생 건강하게 산다

● '뇌 결합조직' 허약체질

11~1시 영역에 크고 작은 허약조직이 많다. 구멍의 크기가 큰 열공, 작은 구멍의 음와(crypt) 또는 결손조직, 홍채섬유 치밀도가 낮아 탈색된 듯 보이는 부위가 모두 허약조직이며, 이는 해당 영역 조직과 장기의 기능적·기질적 질병 가능성을 의미한다. 뇌영역 허약은 뇌호르몬 부족을 야기하는데, 특히 도파민 결핍 현상이 자주 나타난다. 특히 태음인 허약체질은 과로나 스트레스로 인해 신체의 에너지가 감소하면 뇌호르몬인 도파민 결핍으로 우울증과 수면장애, 극도의 피로감을 호소한다. 아래 사진은 97킬로그램의 건장한 체격에도 불구하고 조금만 움직여도 호흡이 가빠지는 등 폐기능 저하 증상을 보인 태음인 목양체질의 홍채다.

뇌 결합조직 허약체질 남성의 홍채(R)

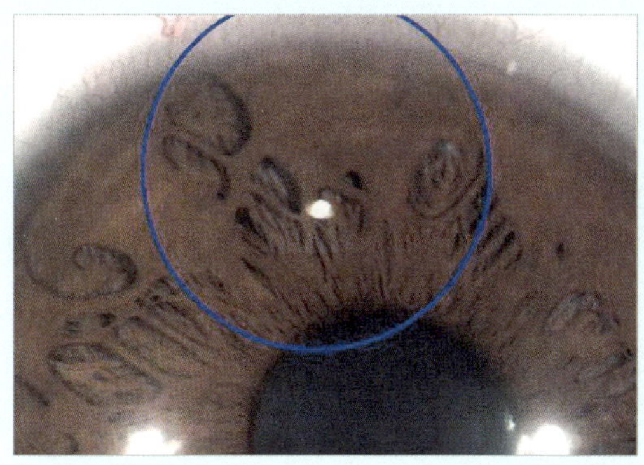

태음인 목양체질 | 홍채 12시 영역이 허약부위이다. 즉 '뇌 결합조직'이 허약한 체질이다.
주요 증상 | 우울증과 대사장애로 인한 비만. 두통과 현기증. 고도 피로감. 청소년기에 집중력장애와 인터넷중독 경험. 과식. 호흡기 증상.

●'하지 결합조직' 허약체질

아래 사진은 결합조직 허약체질인 33세 남성의 홍채로 자율신경환이 풍선처럼 팽창해 그 안쪽 대장영역에 허약조직이 무수히 많다. 이는 대장이 약한 태음인들에게서 자주 나타나는 특징이다. 이 남성은 요통과 무릎관절 허약으로 인한 관절통증을 자주 겪었다. 선천적으로 결합조직이 허약한 상태임을 보여준다. 가벼운 스트레칭을 하고 난 뒤 급작스레 관절 통증을 느껴 우리 한의원을 찾았다. 조그만 물리적 압력에도 근섬유가 파열되어 어혈 상태를 보인 것이었다. 태음인 목음체질로, 대장까지 허약해 설사가 잦은 신경성 대장증후군이 있다. 중년 이후에는 신장·생식기 영역에서 허약증상이 나타날 가능성이 높다.

하지 결합조직 허약체질 남성의 홍채(R)

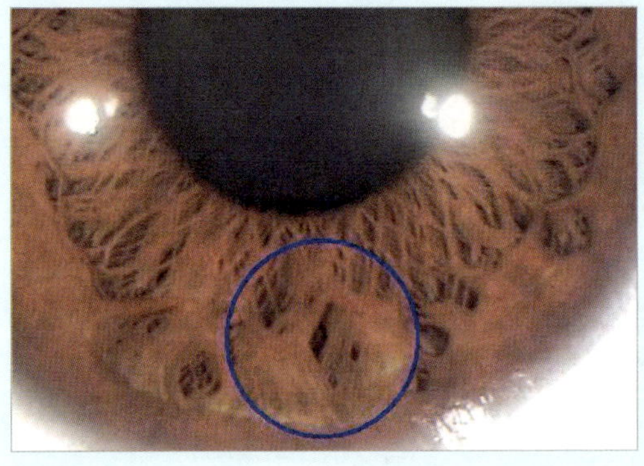

태음인 목음체질 | 홍채 6시 영역, 즉 하지영역에서 자율신경환을 벗어나 6시 방향 하단부까지 이어지는 허약조직들이 보인다. 대퇴·무릎·발목 관절과 뼈, 인대가 약할 가능성이 있음을 의미한다.

주요 증상 | 단순 스트레칭에도 우측 관절부 근섬유 파열.

●'자궁·난소 결합조직' 허약체질

홍채 5~7시 영역은 비뇨·생식기 영역으로 임신장애와 부인병 질환이 체질과 관련되는 경우 이 부위에서 허약조직이 자주 나타난다. 산부인과에서 검사 결과 정상으로 나타나는 기능성 불임 환자들 대부분은 선천적 약점이 홍채의 생식기영역에서 나타난다. 5시 난소영역에 있는 큰 열공은 난소기능 저하나 배란장애를 의미한다. 6~7시 자궁영역에 분포한 넓고 깊은 허약조직은 자궁의 선천적 허약상태를 나타내며, 큰 열공 내부에 흩어진 깊은 결손조직을 보면 착상장애가 생길 가능성이 있다. 실제로 29세의 이 환자는 인공수정에 두 번 실패했고, 산부인과 초음파 검사 결과 자궁벽이 얇고 난소가 작다는 진단을 받았다.

자궁·난소 결합조직 허약체질 여성의 홍채(L)

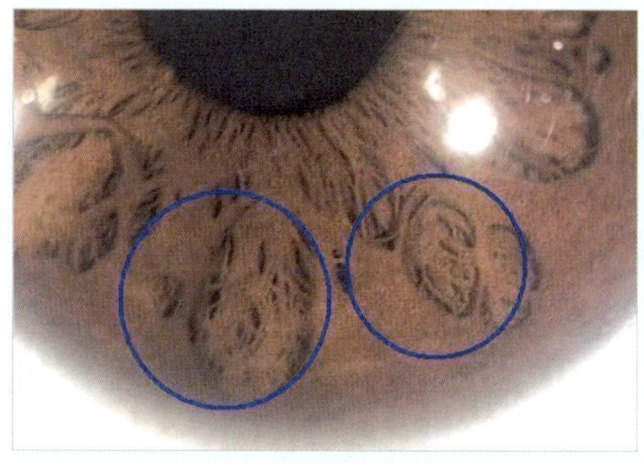

태음인 | 홍채 5~7시 영역이 허약부위를 나타낸다. 즉 자궁·난소 결합조직 허약체질이다.
주요 증상 | 결혼 4년차. 불임증.

내가 치료한 환자들 중 결합조직 허약체질을 보인 세 사람의 홍채를 살펴보았다. 결합조직은 몸 전체를 구성하는 것으로, 그 허약은 어느 부위에서나 발생할 수 있다. 그것이 홍채의 뇌영역에서 나타나면 난치성 두통이나 이명을 겪고 심한 경우 뇌종양이나 뇌혈관 질환을 일으키기도 한다. 심장영역에서 나타나면 흉통을 느끼며, 폐영역에서 나타나면 만성호흡기 질환에 시달린다. 대장영역에서 나타나면 만성설사를 겪고, 생식기영역에서 나타나면 남성의 성기능 장애 및 불임증, 여성의 자궁근종, 난소낭종, 생리불순, 착상장애와 불임증이 곧잘 목격된다. 자율신경환의 척추영역에서 결합조직 허약이 보이면, 만성요통과 요추 디스크 등의 질병 발생 가능성이 높다.

결합조직 허약체질은 앞서 살펴보았듯 사상체질 가운데서도 태음인에게서 가장 많이 나타난다. 네 가지 체질 중에서 태음인은 평균적으로 체격이 큰 편인데 그래서 겉보기에는 건장하다. 하지만 막상 속으로는 허약한 경우가 네 가지 체질 중 가장 많이 나타난다.

이에 대한 처방을 보자면, 태음인에게 쓰는 대표적 한약인 녹용이 결합조직 허약체질에 가장 효과가 있다. 홍채진단을 통해 허약체질의 특성을 밝혀낸 결과, 태음인에 대한 녹용 처방이 합리적이었음을 재확인할 수 있었다. 소고기와 닭고기 등 육류가 태음인을 위한 대표 권장식품인 것도 매우 타당했다. 유리그릇처럼 깨지기 쉬운 결합조직 허약체질은 평생을 조심스레 다루어야 하는 체질임에 틀림없다.

 4 내 몸의 약한 곳만 알아도 평생 건강하게 산다

'내분비호르몬' 허약체질은 50세부터 병이 몰려온다

호르몬 분비기능이 허약한 체질의 임상사례

세포끼리의 신호전달은 생명체 유지의 핵심기능이다. 다세포생물은 동물의 혈액이나 식물의 수액을 통해 몸 전체로 분비물을 전달한다. 이런 방식으로 전달되는 신호물질을 동물의 경우 호르몬(hormone)이라 부르고, 호르몬을 만들어내는 세포를 내분비세포(endocrine cell)라 한다. 호르몬 분비가 제대로 이뤄지지 못하면 어린이는 성장장애, 남성은 성기능장애, 여성은 불임증, 50세 이후 여성은 갱년기장애 등 매우 다양한 질병이 발생한다. 호르몬 분비가 제대로 되지 못하면 몸속 기관들이 서로 대화가 불가능해지면서 네트워크 유지가 안 된다.

인체 내의 호르몬을 대표하는 것이 내분비계 호르몬으로 뇌하수체호르몬, 갑상선호르몬, 부신피질호르몬, 성호르몬 등이 있다. 신경계 호르몬은 뇌내호르몬으로 마음과 감정을 만드는 데 관계하는 도파민, 노르아드레날린, 가바, 세로토닌, 엔돌핀 등 여러 종류가 있다. 이 외에

체내 면역력을 높이는 면역계 호르몬으로 인터페론과 인터루킨 등이
있다.

　내분비호르몬 허약체질 역시 홍채에 고스란히 표시되는데 양상은 결
합조직 허약체질과 매우 비슷하다. 하지만 내분비호르몬 허약체질은
홍채의 허약조직이 자율신경환에 근접한 호르몬 분비기관 영역에서 다
수 발견된다.

●내분비호르몬 허약체질인 54세 여성

40대까지는, 태음인 허약체질에게 흔한 기침이나 감기 외에는 특별한 질병이 없었다. 그러나 49세에는 자궁근종이 계속 커져 자궁 적출술을 받았다. 홍채 3시 영역인 폐·기관지 부분에 매우 커 보이는 허약조직 열공이 있고 7시 영역, 즉 자궁에는 진한 갈색의 색소반점이 나타나 있다. 또한 6시 영역에도 큰 허약조직이 나타나는데 신장 부위다. 53세에 사구체신염과 혈뇨증을 앓았으며, 내게 진단받을 당시에도 약간의 혈뇨가 있었다.

이 외에도 그녀는 갑상선염과 유방의 양성종양 등 40대 중반 이후 노화가 진행되면서 내분비계 허약체질을 이겨내지 못하고 몸 곳곳에서 질병이 발생했다. 그러나 갑자기 몰려온 각종 질병의 원인이 결국 체질적 약점에 있다

내분비호르몬 허약체질 54세 여성의 홍채(L)

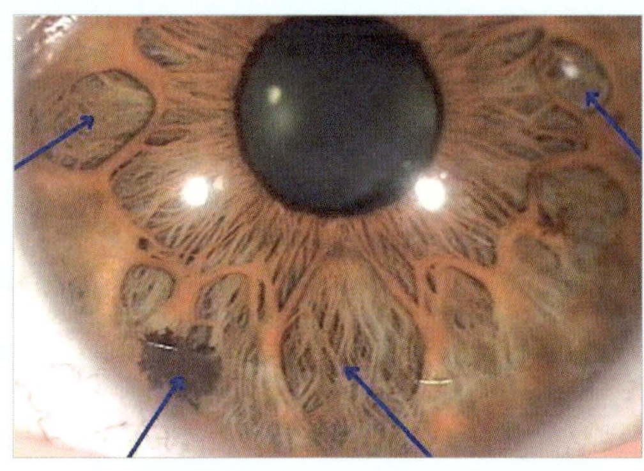

태음인 | 홍채 3시 영역(폐), 9시 영역(갑상선), 7시 영역(자궁), 6시 영역(신장) 등에 허약조직이나 갈색 색소반점이 보인다.
주요 증상 | 자궁근종. 갑상선염. 좌측 유방의 양성종양. 갱년기 증상.

는 사실을 이해하고는 면역기능을 강화하고 노화를 방지하는 처방과 치료
를 통해 현재는 안정되고 건강한 삶을 유지하고 있다.

●내분비호르몬 허약체질인 62세 남성

내분비호르몬 허약체질은 홍채 중간부분에 원형을 이루는 자율신경환 가까이에 허약조직 열공이 연결된 꽃잎 모양이 특징이다. 결합조직 허약체질과 매우 흡사한 양상을 보이지만, 결합조직 허약체질이 12시 뇌영역 가장자리부터 어느 영역으로든 허약조직이 흩어져 있는 것과 달리 내분비호르몬 허약체질은 홍채 가장자리까지 허약조직이 이어지지는 않는다. 이 환자는 외견상 매우 건장한데도 폐가 약한 태음인으로서 결국 3시 영역의 허약조직으로 인해 기흉이 발생했으며, 5~7시 영역(전립선과 신장)의 선천적 허약조직들이 통풍, 관절염, 전립선염, 성기능저하, 조기 고혈압 등을 유발했다.

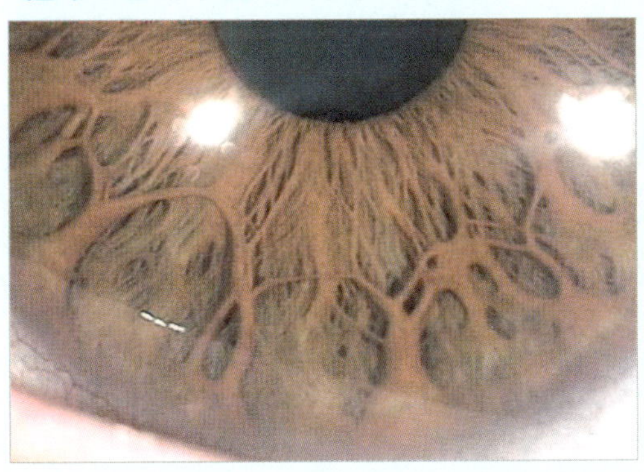

태음인 | 꽃잎 무늬 반원형의 큰 허약조직 열공이 빙 둘러 자율신경환에 연접하면서 홍채 전체에 분포되어 있다. 대표적 내분비호르몬 허약체질이다.

주요 증상 | 54세에 기흉 수술. 전립선염과 전립선비대증, 성기능장애, 통풍성 관절염.

바이러스와 세균에 약한
'임파면역' 허약체질

임파면역기능이 허약한 체질의 임상사례

생명이 건강을 유지하려면 고른 영양분 섭취와 원만한 대사작용이 필수다. 또 한순간도 쉬지 못하고 몸과 외부환경에 관한 정보를 모으고 반응하는 신경계의 활발한 활동이 인체 건강을 이루는 데 가장 중요한 요소다. 그러나 이 모든 조건이 갖추어져 몸상태가 태평성대를 누린다 해도 외부에서 침범하는 적들을 막아내는 방어시스템이 역부족이라면 그 행복은 잠시일 뿐이다. 우리 몸의 면역기능이 중요한 이유다.

면역은 선천면역과 획득면역으로 나뉜다. 선천면역은 자연면역으로 항원 침입을 차단하는 피부점액조직, 위산, 혈액에 존재하는 보체 등이 있다. 식균작용을 하는 대식세포, 백혈구, K세포 등 대부분의 감염은 선천면역에 의해 방어된다. 획득면역은 체액성 면역과 세포성 면역으로 나뉘는데 B림프구와 T림프구가 대표적 역할을 담당한다.

이러한 면역계의 림프구 기능이 원활한지 가시적으로 볼 수 있는 홍채 부위는 홍채의 맨 가장자리로, 피부 바로 안쪽인 이곳이 '임파선'영역이다. 여기 점처럼 찍힌 허약조직이 분포한다거나 작은 원형의 허약조직이 나타나면, 해당기관의 면역이 선천적 기능저하를 보인다. 즉 방어벽이 무너진 탓에 바이러스나 세균 감염 질환이 쉽게 발생한다.

몸의 허약구조를 살펴보는 것은 홍채진단의 기본 개념을 이해하는 첫걸음이다. 재삼 강조하지만 홍채진단은 태어날 때부터 가장 약했던 곳을 발견하기 위한 특별한 진단법이다. 물론 가장 약하다고 해서 가장 먼저 병이 발생하는 것은 아니다. 선천적 약점이 아니라도 질병을 일으키는 유발요인은 무수히 많기 때문이다. 그러나 약한 곳을 미리 정확히 안다면 유전적 체질을 기준으로 질병소질을 충분히 보완해줌으로써 건강을 유지하는 데 큰 도움을 얻을 수 있다.

●피곤하면 금세 구내염이 생기는 24세 남성

홍채의 가장자리가 임파선영역을 나타낸다. 그중 2~5시 영역은 설하임파선, 액와임파선 부위이다. 이곳에 임파면역 허약조직이 많으면 편도선염, 구내염, 유선염, 유방암 등의 발병 가능성이 높다. 5~7시 영역은 비뇨·생식기 부위의 서혜부임파선에 해당한다. 이곳에서 허약조직이 나타나면 비뇨·생식기의 염증 질환인 골반염, 자궁염, 질염, 전립선염 등의 발병 가능성이 높다.

임파면역 허약체질 24세 남성의 홍채(L)

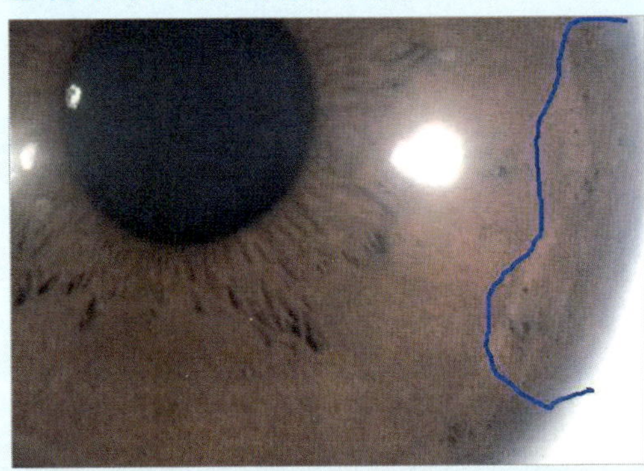

소음인 | 홍채 가장자리 2~5시 영역에 점을 찍은 것 같은 여러 개의 허약조직이 분포되어 있으며, 이는 임파절과 임파선의 선천적 허약을 의미한다. 이로 인해 식균작용 같은 면역기능이 저하되어 점막에 염증이 자주 발생한다.

주요 증상 | 만성피로와 심한 무기력증. 조금만 피곤해도 입안이 허는 구내염 발생.

●급성간암이 발병한 56세 남성

이 남성 역시 평소 피곤하면 바로 구내염이 생겼다. 피로를 쉽게 느끼는 체질이기는 했으나 만성간염은 없었다. 그러다 어느 날 간염 없이 갑자기 간암이 발병했다. 매우 특이한 경우라 할 수 있는데, 간암 수술을 받고 정상으로 회복되었다.

간영역의 임파면역 허약체질 56세 남성의 홍채(R)

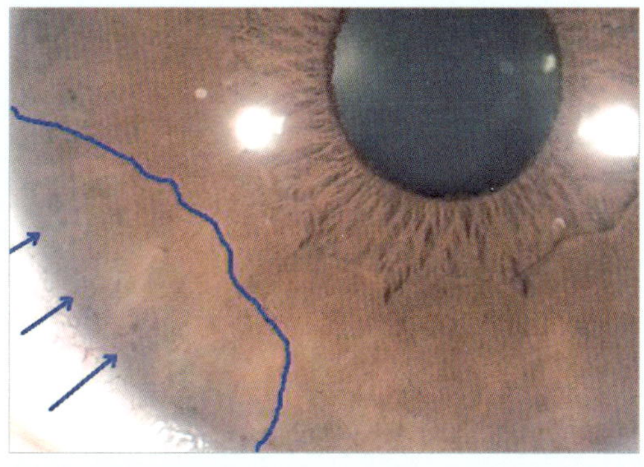

소음인 | 홍채 가장자리 7~8시 영역에 허약조직이 분포한다.

주요 증상 | 피로감과 구내염 호소. 간암 발생.

홍채로 예측하는 암 발병 가능성

가장 깊고 약한 곳에 종양의 싹이 자란다

과학이 비약적으로 발전하는 시대라 날마다 놀랄 일이 생긴다. 과학자들이 모르는 게 아직도 남았는가 묻고 싶을 정도다. 세포생물학은 물론이고 유전학·신경과학·뇌과학의 눈부신 발전사를 보고 듣노라면, 과연 인체에 비밀이 남아 있을까 의문이 드는 것이다. 그러나 과학자와 의사들이 여전히 풀지 못한 숙제가 하나 있으니, 바로 암의 발생 원인과 치료 방법이다.

세포는 죽는다. 그리고 세포의 운명은 정확히 그 장소에서 정확한 종류의 세포가 정확한 수로 교체되는 것이다. 그런데 만약 조직의 세포 교체 과정에서 장애가 발생한다면 돌연변이 세포의 비정상적 활동에 의한 불균형이 암의 발생 원인과 직접적으로 관련된다. 우리는 교체되는 세포 덕분에 회복되는 신체를 얻은 대신에 그 대가를 지불하며 살아야 한다. 즉, 아무리 정교하게 구성된 인체라도 오작동할 수 있으며, 그 결과 신체의 구조까지 파괴하는 재앙인 암을 얻을 수도 있다는 것이다.

암이란 규칙을 벗어난 세포에 의해 발생하는 병증이다. 나는 양의학 병원에서 암으로 진단받아 투병 중이거나 일정한 치료를 마친 환자들의 홍채를 많이 보았다. 또 내가 홍채진단을 한 환자들 가운데 나중에 암이 생긴 환자도 있다. 진단 소견은 각각 달랐지만 이들에게는 공통된 특징이 하나 있었으니, 다들 홍채의 특정 장기 영역에서 허약조직이나 결손조직이 나타났다는 사실이다. 그리고 결합조직 허약체질이나 내분비호르몬 허약체질에서 볼 수 있는 넓은 구멍의 허약조직인 열공이 아니라 깊고 어두운 결손조직(defect)이 다수 출현한다는 특징이 있었다. 물론 이것은 태어날 때부터 있던 허약조직이다.

암은 혈관·임파·신경 계통의 허약부위에서 발생한다

암세포의 특징은 정상 규칙을 무시하며 증식하고, 다른 세포를 위해 준비된 영역에 침입하여 그 자리를 차지하는 것이라고 세포생물학은 설명한다. 과도한 세포 증식이 이뤄지더라도 다른 곳을 침범하지 않는 착한 덩어리는 양성종양이고, 주변을 계속해서 침범하는 능력이 있으면 악성인 암이 된다.

내가 홍채를 관찰하면서 느낀 것은 우리가 흔히 무시무시하다고 생각하는 암세포가 실은 고성능 무기를 장착한 전력 막강한 군대라기보다는, 선천적으로 허약한 세포조직이 다른 세포조직처럼 한번 살아보겠다고 발버둥을 치다가 과도하게 증식해버린, 상처 입은 영혼을 가진 난봉꾼이라는 점이다. 그런 세포조직이 있다는 걸 진작 알았다면, 즉 상처 입은 그 영혼을 위로해 잘 균형을 잡아주었다면 평생을 평화롭게 살 수도 있지 않았을까 하는 생각이 든다.

　홍채의학에서 암이 쉽게 발생하는 결손조직이란, 발생학적으로 세포 구성이 허약하게 형성된 곳을 의미한다. 이 허약조직에선 영양을 공급해줘야 할 혈관계통이 불충분하고, 면역방어기능을 해야 할 임파계통도 취약하며, 외부 자극에 반응하는 신경계통도 원활치 못하다. 결국 도둑이 들어오든 스스로 무너지든 간에, 이곳의 장기조직은 세포들이 본연의 법칙을 제대로 수행하지 못해 무법지대가 되어버린다. 홍채의학에서는 바로 이것을 암 발생 기전으로 본다. 가장 약하게 태어난 곳에서 암이 싹튼다는 것이다. 암환자의 홍채사진 몇 장을 통해 이러한 홍채의학의 관점을 확인해보자.

　4 내 몸의 약한 곳만 알아도 평생 건강하게 산다

● 대장암 환자의 홍채 특징

홍채에서 대장영역은 자율신경환과 겹치는 부위에 있다. 특히 좌측 홍채의
자율신경환 3~6시 영역에 작은 허약조직인 음와나 결손조직이 있는 경우
대장용종이나 대장암이 발견되는 경우가 많다.

대장암 발병 환자들의 홍채(L, L, L)

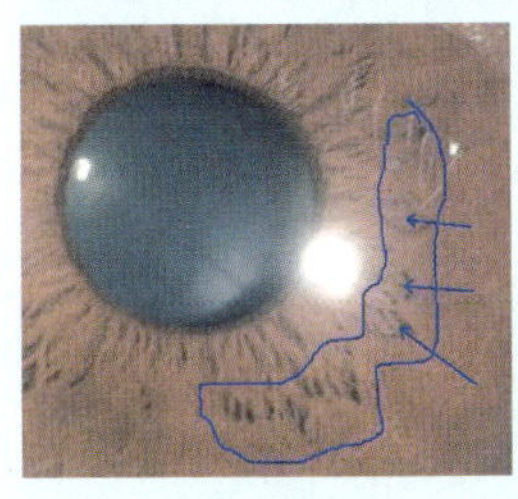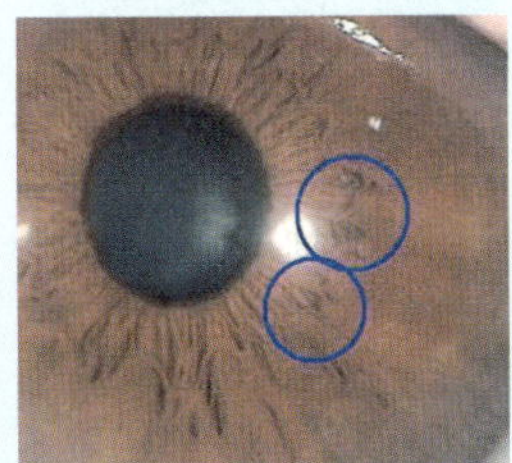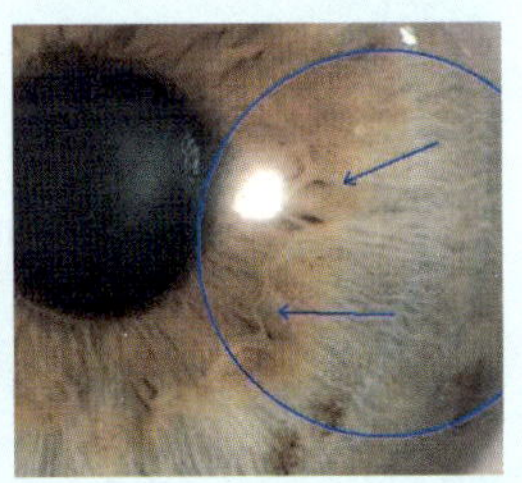

왼쪽 | 40세 남성. 좌측 홍채의 대장영역 3~5시 부위 화살표가 가리키는 곳에 4~5개 이상의 깊은 음
와와 결손조직이 있다. 39세에 대장암 수술을 하고 1년이 지난 현재 안정된 상태다.

가운데 | 77세 남성. 자율신경환과 연접하는 3~5시 대장영역, 2개의 원 표시 안에 긴장된 자율신경환에
연접된 3개의 허약조직이 보인다. 73세에 대장암 수술을 받았지만 대장 유착이 심해 77세 현재도 소화
장애와 복통 등으로 침치료 중이다.

오른쪽 | 59세 남성. 자율신경환과 연접된 3~4시 대장영역, 화살표가 가리키는 곳에 좁고 날카로운 허
약조직 3개가 보인다. 56세에 대장암이 발병해 수술 후 59세에 폐암으로 전이되었다. 3시 폐영역의 치
밀도가 낮은 회색빛 섬유조직이 폐의 체질적 허약함을 의미한다.

●폐암 환자의 홍채 특징

폐는 좌측 홍채의 2~4시 영역과 우측 홍채의 8~10시 영역이 지시한다. 즉 홍채의 3시와 9시를 중심으로 한 부위가 폐와 기관지 영역으로, 그 부분이 선천적 허약일 경우 홍채에서 허약조직이 여러 곳 관찰된다. 흡연을 하지 않는데도 폐암이 생긴 사람에게서 선천적 허약조직이 많이 발견된다.

폐암 발병 환자들의 홍채(L, L, R)

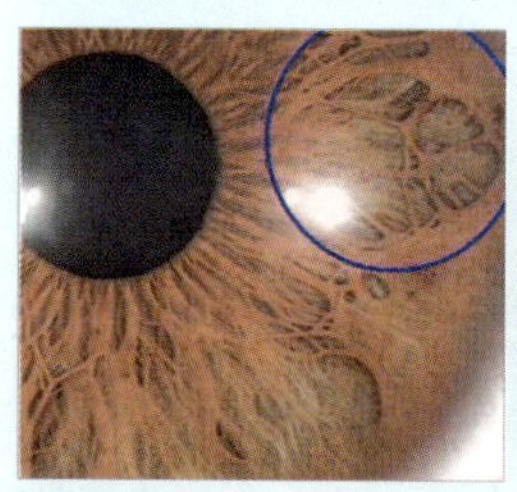 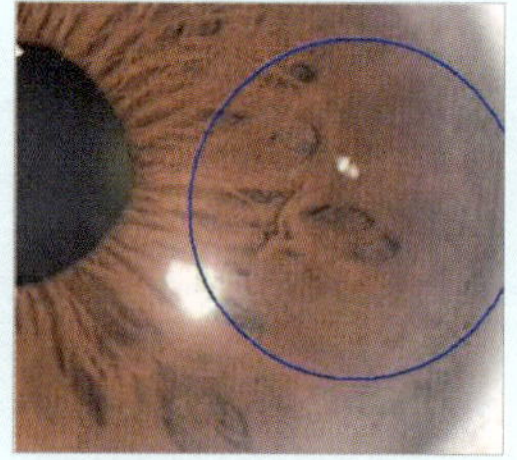 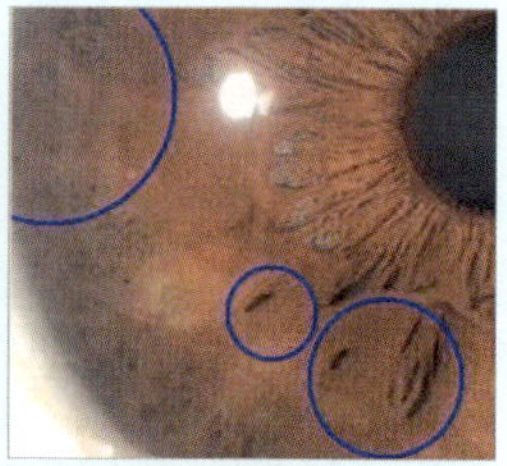

왼쪽 | 31세 태음인 남성. 30세에 폐암 발병. 출생 2주 만에 폐렴으로 고생한, 선천적으로 폐·기관지가 약한 결합조직 허약체질로 전혀 흡연을 하지 않았는데도 30세에 폐암이 발병해 31세에 사망했다.

가운데 | 75세 남성. 폐가 약하게 태어난 태음인 체질. 20세부터 흡연을 시작해 68세에 폐암 발병 후 74세에 재발될 때까지 계속했으며, 재발 1년 만에 사망했다. 3시 폐영역에 허약조직 열공이 보이고, 열공 속에 깊은 결손조직까지 나타나는 등 폐가 극히 허약한 체질이었다. 그럼에도 평생 흡연해 암 발생 위험이 컸다.

오른쪽 | 65세 남성. 태음인 허약체질. 61세에 직장암 수술을 받았는데 65세에 폐로 암이 전이되었다. 9시 영역의 임파조직 허약체질로서 면역 저하로 전이성 폐암이 생긴 듯하다. 6~7시 영역에 2개의 깊은 결손조직이 있어 직장암의 원인을 제공한 듯 보인다.

    4 내 몸의 약한 곳만 알아도 평생 건강하게 산다

●위암 환자의 홍채 특징

위암 환자들은 대부분 소음인 체질이었고, 그래선지 허약조직이 오직 위장 영역에만 있었다. 허약조직이 넓거나 깊은 결손조직은 아니지만 자율신경 환 안쪽의 위영역에 국한되었다는 것이 특징이다. 위암도 유전적·체질적 관련성이 높은 것으로 생각되며, 특히 신경이 예민한 소음인이 적절한 영양과 정서 관리를 하지 못하거나 육체적 과부하를 받으면 발병한다. 위암이 걸릴 가능성이 있는지를 홍채진단으로 미리 확인하면 좋은 이유다.

위암 발병 환자들의 홍채(L, L, L)

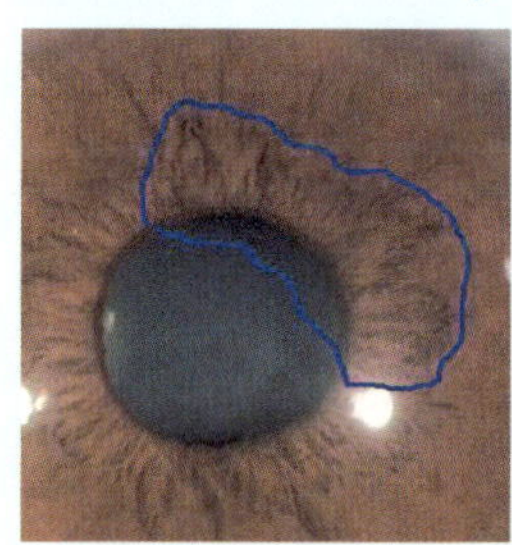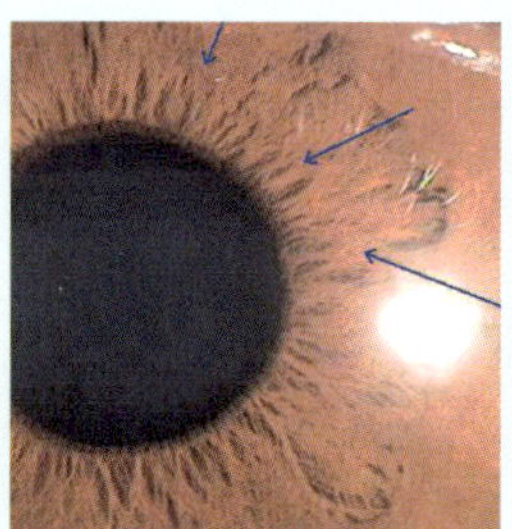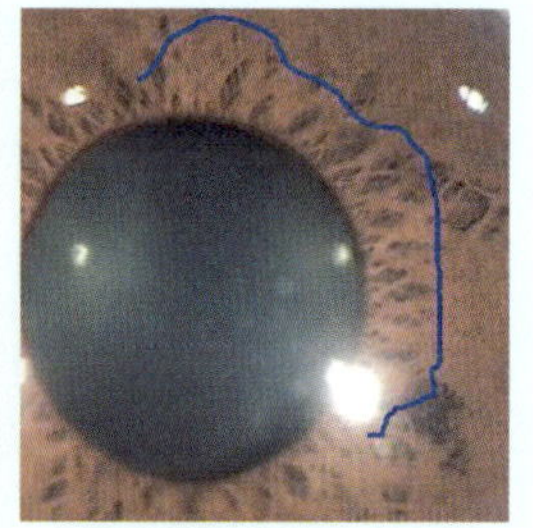

왼쪽 | 71세 남성 환자로 70세 때 위암 수술을 받았다. 11시 30분~3시 30분 위장영역 표시선 안 위장 점막 부위에 진한 갈색의 색소 침착이 보인다. 위장영역의 작은 허약조직과 섞여 나타나는 색소 변화는 위장점막의 병리적 변화를 의미한다.

가운데 | 39세에 위암 수술을 받은 44세 남성. 위장영역 12~3시 영역에 짧은 방사선 허약조직이 보인다. 만성위염과 위궤양 소견으로 이 환자는 궤양이 심해지면서 위암 수술을 받았다.

오른쪽 | 57세의 위암 발병 남성. 홍채의 위영역에 작고 불규칙한 허약조직들이 12~4시 영역에 무수히 분포되어 있다. 만성소화장애를 호소하다가 위내시경 조직검사에서 조기위암 조직이 부분적으로 발견되어 국소 제거 수술을 받았다.

● 간암 환자의 홍채 특징

우측 홍채의 7~8시 영역이 간의 상태를 나타낸다. 이 부분은 홍채진단 시 늘 주의해서 봐야 한다. 침묵의 장기인 간은 병이 진행되더라도 자각증상이 없는 경우가 많아서다. 홍채진단을 통해 간의 허약 여부를 미리 아는 게 좋다. 간암 환자들은 대부분 만성간염이 간경화 과정을 거쳐 간암까지 진행된다. 그리고 주로 태양인 체질이 많다. 왼쪽 사진은 전형적인 태양인 금양체질이다. 오른쪽 사진은 7시 영역의 홍채섬유 치밀도가 낮은 것을 보아 역시나 간 허약체질이다. 가운데 홍채는 태양인 금음체질로, 만성간염과 간경화를 거쳐 간암까지 진행되어 50세에 간이식 수술 후 현재는 건강을 유지하고 있다.

간암 발병 환자들의 홍채(R, R, R)

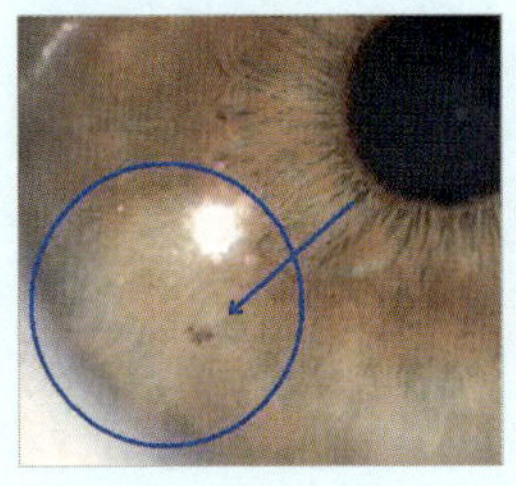 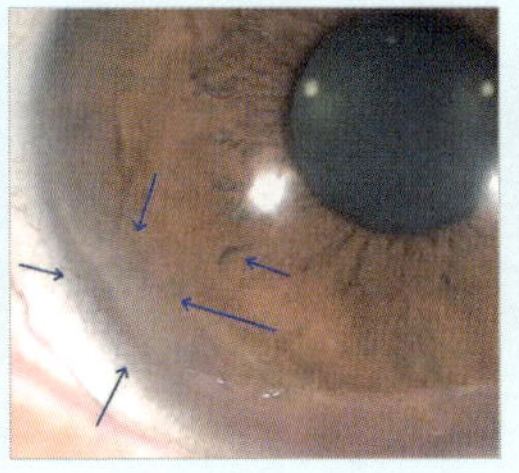 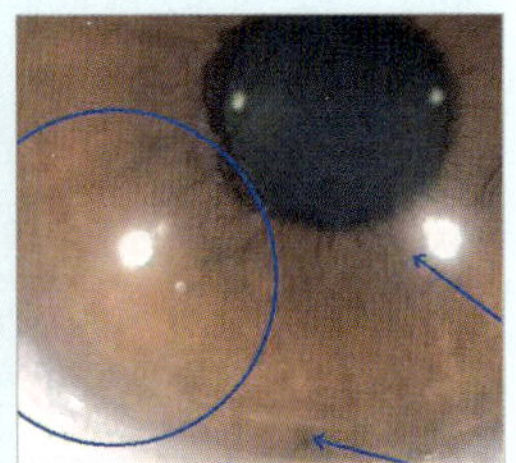

왼쪽 | 73세 남성. 간암 진단. 태양인으로 체질적으로 간이 허약하다. 7~8시 간영역 갈색 색소가 회색으로 변한 것은 심각한 간기능장애를 의미하며, 화살표가 가리키는 독성 색소반점은 종양을 의미한다.

가운데 | 52세 여성. 간암으로 50세에 간이식 수술 후 건강을 회복한 상태. 7~8시 간영역, 홍채 테두리 부분이 다소 축소되고 회색의 색소 변화가 나타나, 간이식 수술 후 간영역에 영향을 주었음을 알 수 있다.

오른쪽 | 52세 태양인 금양체 여성으로, 만성간염이 간암이 되어 47세에 간이식 수술을 받았다. 이전에는 육식을 전혀 못하고 채식만 하는 전형적 태양인 체질이었으나, 간이식(태음인 남성의 간을 이식받은 것으로 추정) 후 육식에 대한 욕구가 생겨 의아해했다. 간이식 수술 후 7시 영역 원으로 표시된 부분이 다른 부위처럼 원형을 유지하지 못하고 다소 축소되어 있다.

●고환암·신장암·담관암 환자의 홍채 특징

왼쪽 홍채 사진은 태음인 남성으로, 31세에 우리 한의원을 찾아왔다. 30세에 결혼했고 그 후 6개월 만에 고환암인 것을 발견해 투병 중이었다. 우측 홍채 7시(고환) 영역에 한 점처럼 보이는 결손조직을 제외하면 홍채섬유조직이 건강하고 치밀했다. 선천적으로 허약하게 태어난 단 한 곳이 최악의 결과를 빚은 사례였다. 가운데 사진은 68세 여성으로, 홍채진단을 해봐도 신장영역이 허약했고, 사상체질로 따져봐도 간과 신장이 약한 태양인 금양체였다. 실제로 홍채의 6시 영역, 즉 신장 부위에 길다란 허약조직과 열공이 관찰되는데, 이러한 허약체질이 결국 신장암을 일으켜 좌측 신장을 제거하는 수술을 받았다. 오른쪽 사진은 37세 남성으로, 2005년 간내담관에 생긴

고환암·신장암·담관암 발병 환자들의 홍채(R, L, R)

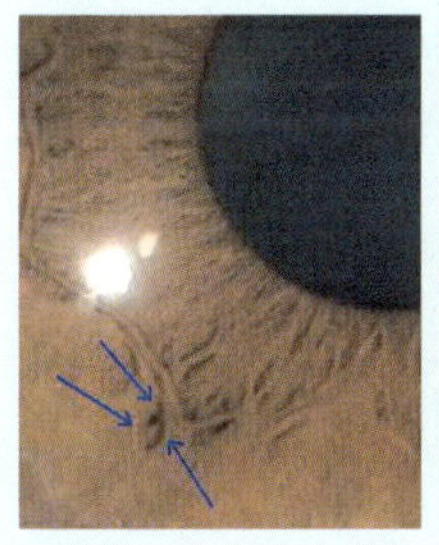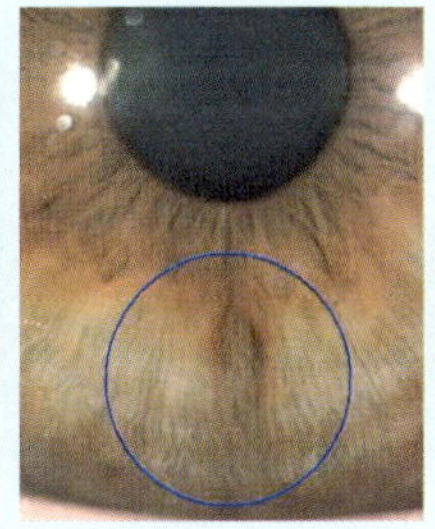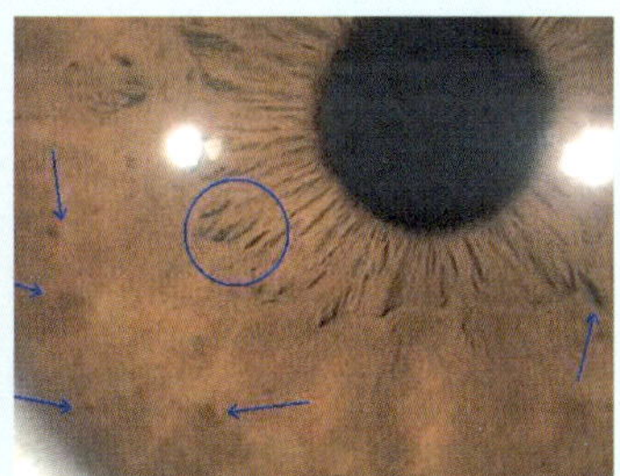

왼쪽 | 고환암이 발병한 31세 태음인 목양체 남성. 7시 고환영역에 깊은 결손조직이 보이는데, 이는 흔히 악성종양으로 판명되는 경우가 많다.

가운데 | 68세 여성으로 신장암 발병, 신장 제거 수술. 6시 영역의 원형 표시가 신장을 가리키는데, 긴 타원의 열공과 색소 변화가 있어 종양 발생을 예측할 수 있다.

오른쪽 | 37세의 태양인 금음체 남성으로, 담관암 수술을 받았다. 7~8시 담도영역 화살표 부위에 작은 색소반점이 흩어져 종양 발생을 예측할 수 있다. 특히 7시 안쪽 원형 표시가 담낭 부위로, 결손조직이 3~4개 보인다.

종양을 절제하는 수술을 했지만 2년 후 주담관으로 암이 전이되었다. 우측 홍채의 7시 영역 전체에 얼룩 같은 갈색색소 반점이 퍼진 것이 보인다. 심한 담즙울체가 색소반점을 형성한 듯하다.

사상체질의 홍채 특징과
뇌호르몬 분비 유형

뇌호르몬의 하나인 도파민은 이제 그게 뭔지 모르는 사람이 없을 정도로 사람들 입에 자주 오르내린다. 도파민은 말하자면 뇌호르몬의 대표선수라고 할 수 있는데, 왜냐하면 도파민이 신경전달물질과 내분비 조절시스템 조절의 중심 역할을 하기 때문이다. 쾌락과 욕망의 물질로서 전전두피질에서 분비되는 도파민은 인생의 주요 사건에 가치를 부여하곤 한다. 머릿속이 침침해지는 오후 커피 한잔으로 갑자기 머릿속 회전이 빨라지는 느낌이 드는 것은 커피 속 카페인이 도파민 분비를 자극해 아세틸콜린 분비도 촉진함으로써 기억력이 되살아나면서 뇌의 움직임이 빨라져서다. 또한 단기기억력이나 최근의 일을 떠올려주는 작업기억력도 높여준다.

그러므로 좀 과장하자면 도파민 고갈이 곧 인생 자체의 고갈을 의미한다고도 말할 수 있다. 물론 도파민이 너무 많이 분비되어도 분열증

현상이 나타나게 되니 문제다. 그리고 도파민이 너무 부족해 바닥을 보일 정도면 파킨슨병을 앓게 된다. 갱년기 전후 여성들에게 많이 나타나는 우울증 역시 도파민이 정상 아래로 내려갔다는 의미이고, 어떤 이가 일중독에 걸린 듯 일만 한다면 그는 도파민 레벨을 정상치보다 더 높여서 살고 있는 것이다. 도파민 레벨이 정상보다 높아지면 불안증에 시달리기도 한다. 만일 우울증과 불안증을 번갈아 겪는 사람이 있다면 그는 도파민 분비가 과잉과 저하를 반복한다는 뜻이다. 인생의 희노애락이 뇌호르몬 분비에 달렸다는 말을 하지 않을 수 없다.

인생의 희로애락도 사상체질을 따라간다

앞 장에서 자세히 설명했듯이, 인생의 희노애락과 사상체질의 희노애락은 동일한 구조를 갖는다. 우리가 표출하는 정서 중 '희'는 태음인의 정서를 대표하고, '노'는 소양인, '애'는 태양인, '락'은 소음인을 대변한다. 그래서 태음인은 우울증, 소양인은 충동증, 태양인은 분열증, 소음인은 불안증이라는 정신적 증상을 주로 겪는다고 이야기한 것이다. 이러한 사상체질을 분류하기 전에는 한의학에서 오행의 '목·화·토·금·수'로 체질을 분류했다. 그렇지만 앞서 여러 번 강조했듯이, 한의학 이론 중 가장 중요한 도구는 '한·열·조·습'이다.

미국에서 활발한 활동을 벌이며 '뇌체질 정신건강 병원'을 운영하는 에릭 R. 브레이버맨(Eric R. Braverman)이 쓴 《뇌체질 사용설명서》에서 저자는 도파민, 아세틸콜린, 가바, 세로토닌 등 네 가지 뇌화학물질 중 어느 한 가지 물질을 더 많이 타고나면 이것에 의해 체질이 결정된다고 말한다. 흥미롭게도, 그가 정리한 '뇌호르몬 분비 평가서'와 '홍채진단

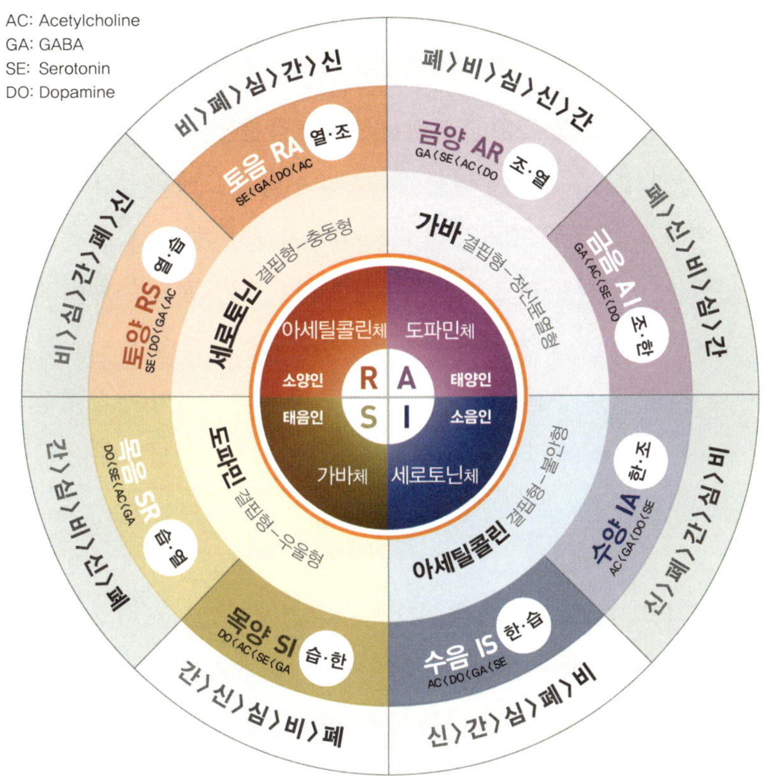

홍채유전체질별 뇌호르몬 타입

에 따라 분류한 사상체질'을 비교해보니 유사한 점이 많았다. 그는 도파민은 뇌의 전력이랄 수 있는 전압을, 아세틸콜린은 뇌의 전기적 속도를, 가바는 뇌의 리듬을, 세로토닌은 뇌의 동시성을 조절한다고 말한다. 쉽고 간략하면서도 적절한 표현이다. 홍채진단으로 알아낸 사상체질에 해당하는 뇌호르몬 타입을 정리해 나는 위와 같은 도표를 만들었다.

소양인과 아세틸콜린

뇌호르몬 중 흥분성이 가장 높은 아세틸콜린은 뇌의 전기적 속도에 영향을 미친다. 이는 소양인 체질에 필요한 흥분성을 공급한다. 이 유형은 한·열·조·습 가운데 열체질에 속하며 성격도 매우 급하고 화를 쉽게 내는 '노'의 반응이 가장 잘 나타난다. 홍채의 색깔도 사상체질 중 가장 밝다. 한마디로 열도 많고 흥분성도 많고, 뇌의 속도도 빠른 체질이다. 아세틸콜린·소양인 체질은 일을 감각적으로 처리하는 데 능하다. 소양인은 홍채유전체질 분류에서 본능의 뇌인 뇌간이 쉽게 활성화되어 뇌간타입(Brain stem type)이라고도 부른다. 아세틸콜린 분비가 항진되는 것과 일맥상통하는 이야기다.

이 유형은 근육이 잘 발달했고 부지런하며 의리도 강하다. 전반적으로 역동적인 사람이니 튼튼한 위장을 통해 가급적 많은 에너지를 공급받는 게 좋다. 그래서 오장육부 중 비위가 강하게 타고났다. 그러나 너무나 활동이 많은 탓에 대사산물 또한 많이 발생해 신장의 배설기능이

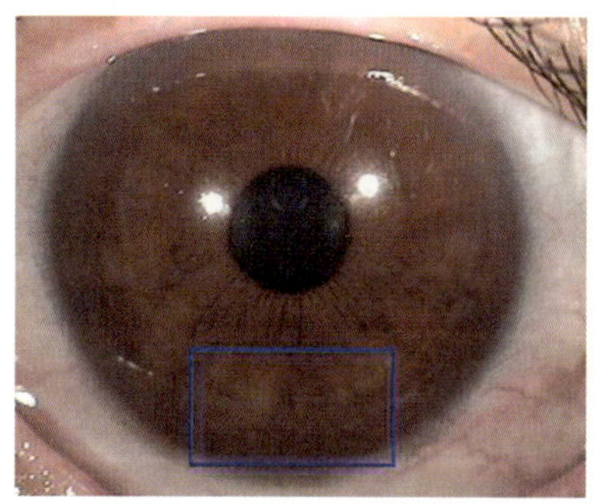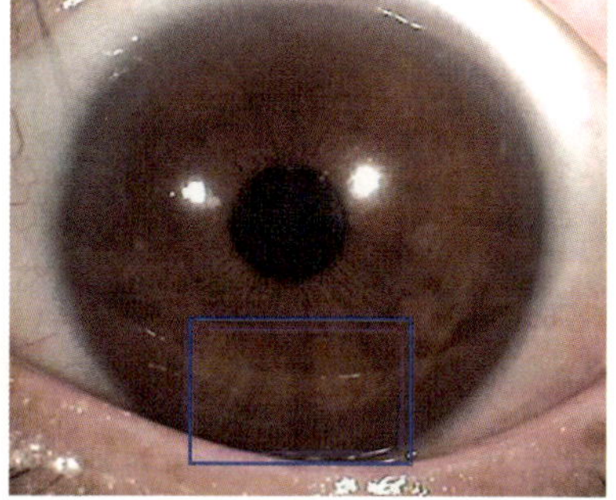

소양인-아세틸콜린 유형의 홍채(52세 남성)

 4 내 몸의 약한 곳만 알아도 평생 건강하게 산다

부담을 받게 되고 그래서 그쪽이 점점 약해진다(비>신 체질).

  홍채 색깔은 사상체질 중 가장 밝고 노랗다. 이 유형에 속하는 이들은 대부분 홍채가 밝은 갈색을 띤다. 교감신경 흥분성이 높아 홍채의 자율신경환이 긴장되거나 항진되어 있어 굵고 강하게 나타난다. 홍채에서 드러나는 허약조직은 6시 영역, 곧 신장 부위이다(사진 속 네모 부분).

태음인과 가바

홍분성 높은 뇌호르몬을 '억제'하는 뇌호르몬은 가바가 대표한다. 가바 호르몬은 뇌의 리듬을 주관한다. 리듬을 탄다는 것은 필요할 경우 홍분을 억제하면서 조화를 이루려는 노력을 한다는 의미다. 그래서 가바가 너무 많이 나오면 보호본능이 지나치게 강해지거나 상처를 받으면서도 베풀기를 좋아하게 되거나 남에게 너무 의존적인 체질이 형성될 수 있다. 한마디로 말해 매우 감성적인 체질이다. 이는 사상체질 중 태음인 체질을 대표하는 고유 성향이다.

사회성과 관계성이 풍부하고 리듬을 타듯 유쾌하게 노는 것을 좋아하는 정서 중 희열하는 '희'의 반응을 가장 쉽게 보이고 또 그것을 좋아한다. 실컷 놀아야 무거운 몸이 가벼워지는데, 태음인 체질은 한·열·조·습 중 가장 무거운 습체질이기 때문이다. '습'은 '열'과 '조'와 '한'의 기운을 모두 억제할 수 있다. 가바가 아세틸콜린, 도파민, 세로토닌의 홍분성을 억제하듯이 말이다. 문제는 가바의 억제작용이 지나치면 무엇보다 도파민이 억제되어 평생을 도파민 결핍으로 고통당할 수 있다는 점이다. 쾌락을 좋아하는 체질인데 쾌락을 억제하는 호르몬이 가장 많이 나오는 형국이니, 결국 늘 쾌락만 좇는 인생이 된다.

'습'의 성분이 많은 가바와 '조'의 성분이 많은 도파민 사이의 시소 게임이 태음인 체질 안에서 평생토록 이루어지는 셈이다. 이 유형에 속하는 사람들이 도파민 결핍을 보상받기 위해 겪을 수밖에 없는 가장 대표적 증상이 '중독'이다. 알코올, 담배, 마약, 도박, 인터넷게임 중독 등 일시적으로 도파민을 끌어올리기 위해 뭔가에 탐닉해 뇌에 중독이라는 고속도로가 생길 수 있는데, 이 경우 다른 길로는 절대 갈 수 없는 사람이 되고 만다.

태음인은 홍채유전체질에서 감성의 뇌인 대뇌변연계가 쉽게 활성화되므로 대뇌변연계(Lymbic system type) 체질이라 할 수 있다. 감성적 체질이라 '우울증'과 '중독'이라는, 현대인의 대표적 정신장애가 쉽게 발생한다. 그러나 중독에 빠지지 않고 건강을 잘 유지한다면, 사상체질 유형 가운데 인생을 가장 즐겁게 사는 사람들이기도 하다. 친구도 좋아

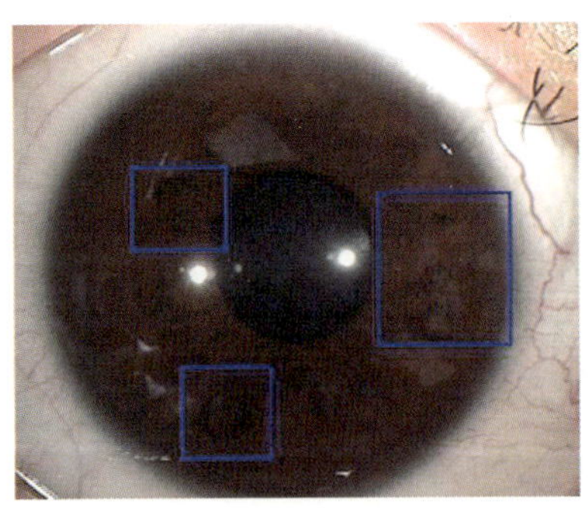
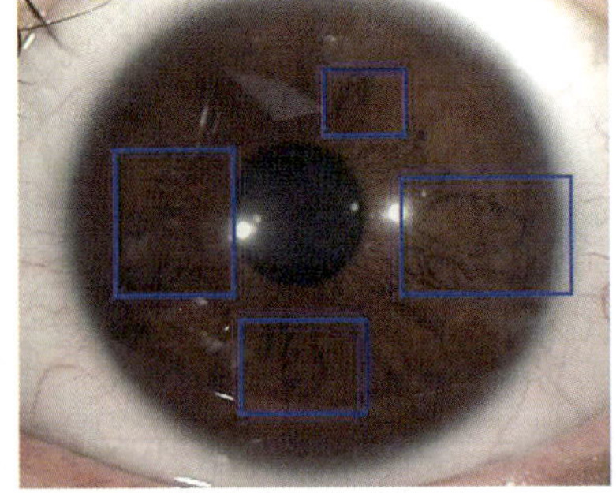

태음인-가바 유형의 홍채(28세 여성)

   4 내 몸의 약한 곳만 알아도 평생 건강하게 산다

하고 노는 것도 좋아하고 술도 잘 먹는 체질로, 간이 튼튼하다. 오장육부 중 간은 매우 튼튼하지만 폐와 기관지는 약하다(간〉폐 체질).

홍채 특징 몸에 습이 많아 대사장애로 인한 비만이 많은 것이 태음인의 특질이다. 대사장애성인 태음인은 홍채 색깔이 소양인의 밝은 색에 비해 좀 더 어둡거나 진한 색인 경우가 많다. 또 대뇌변연계 타입으로서, 대뇌변연계의 시상하부와 뇌하수체가 예민해 네 체질 중 질병 발생이 가장 잦은 체질이다. 즉 결합조직 허약체질 혹은 내분비호르몬 허약체질은 대부분 태음인이다. 사상체질 네 유형 가운데 태음인의 홍채에서 열공이나 허약조직이 가장 많이 발견된다는 이야기다 (사진 속 네모 부분). 다시 말해 홍채에 열공이 많으면 대부분 태음인이니, 우선 태음인 여부부터 확인한 뒤 다른 체질을 고려해보는 것이 좋다. 홍채의 3시 영역, 9시 영역(폐·기관지)과 자율신경환을 접하는 대장영역에 허약조직이 많다. 홍채의 자율신경환을 살펴보면 과식하고 설사를 자주 하는 체질임을 알 수 있고, 대장과 연접된 자율신경환의 넓이가 팽창된 경우가 많다.

소음인과 세로토닌

세로토닌은 휴식과 재생 그리고 평정을 찾게 해주는 호르몬이다. 세로토닌 체질은 현실주의자이며, 천성이 즐거워하는 것이라 한다. 사상체질에서 소음인의 정서가 희노애락 중 즐거울 '락'의 반응을 가장 강하게 보이는 것과 일치한다. 세로토닌은 좌뇌와 우뇌의 균형을 잡아주는 것으로, 이것이 뇌의 전반적 균형과 동시성을 유지해준다. 소음인은 균형적 사고에 매우 탁월하며, 모든 것이 평화로운 상태에 있지 않으면 매우 불안해하는 체질이다. 세로토닌 체질은 관계에서 열정적인 것 같아 보여도 실은 매이기를 싫어한다. 이는 태음인 가바 체질이 관계성을 중시하면서도 의존적이 되는 경향과 분명한 차이를 보인다. 태음인이 가바 호르몬처럼 습습하고 축축한 체질이라면, 소음인은 차가운 성질을 지닌 냉정한 체질이다. '한·열·조·습' 중 '한'에 속하는 이유다. 이 차가운 성질의 '한' 기운이 지나치면 세로토닌이 과다 분비되어 극도의 불안감, 산만함 등이 초래된다. 이는 다른 이들이 자신을 싫어할까 봐 병적으로 불안해하며 심하게 수줍어하는 소음인의 전형적 성향이기도 하다. 남과의 교류를 갈망하면서도 오히려 열등의식에 빠지거나 관계 맺기가 두려워 교류 시도 자체를 어려워한다. 소극적인 소음인을 대표하는 기질이다.

후두엽에서 분비되는 세로토닌은 시력을 확보하는 에너지와 휴식을 위한 전기를 생성하고, 밤에는 뇌가 재충전하며 균형을 되찾게 만드는데, 만일 세로토닌이 결핍되면 심한 피로감을 느끼고 사고장애나 학습장애, 고혈압 등이 발생한다. 이는 사실 정반대 체질, 즉 아세틸콜린 과잉 분비가 쉽게 발생하는 소양인 체질이 겪는 증상이기도 하다. 소양인들이 많이 분비하는 아세틸콜린 역시 너무 결핍되면 사고력과 기억력이 떨어지고 삶의 의욕이 상실된다. 세로토닌이 결핍되면 뇌의 속도가 느려져 몸 전체가 함께 느려진다. 특히 자신도 모르게 사람과의 접촉을 피하고 긴장감과 불안감에서 벗어나기가 무척 어려워진다. 심한 불안증에 빠지게 되는 것이다.

소음인의 불안증을 대표하는 증상은 '사고 과잉'이다. 소음인은 홍채

유전체질에서 지성의 뇌인 대뇌피질 작용이 가장 활발한 체질이다. 그래서 대뇌피질 타입(Cerebral Cortex type)이라 불린다. 인간을 특징짓는 뇌이기도 한 대뇌피질이 활성화되는 게 왜 문제란 말인가 하고 의문을 품을 수 있다. 대뇌피질, 즉 지성의 뇌가 항진되면 그만큼 생각의 양이 많아진다. 그러면 필연적으로 불안증이 찾아온다. 물론 요즘 같은 시대에 지적 활동을 하려면 불안하지 않기란 불가능하다. 넘치는 불안증을 이기는 방법으로서, 소음인은 태음인에 비해 좀 더 소소한 것에서 즐거움을 느낀다. 즉 태음인의 정서가 감정적 즐거움을 가리키는 '희'라면, 소음인은 사사롭고 지성적인 즐거움을 가리키는 '락'의 정서가 주가 되는 체질이다. 120여 년 전에 살던 사람인 이제마의 선견지명에 또다시 놀라지 않을 수 없다. 그야말로 뛰어난 정신과 의사이자 뇌과학자이자 유전학자가 아닌가.

정리하자면, 소음인은 사고과잉을 겪는 체질이며, 차가운 성향의 '한' 체질이며, 신체적으로 가장 약한 곳은 비위, 즉 위장기능이다(신〉

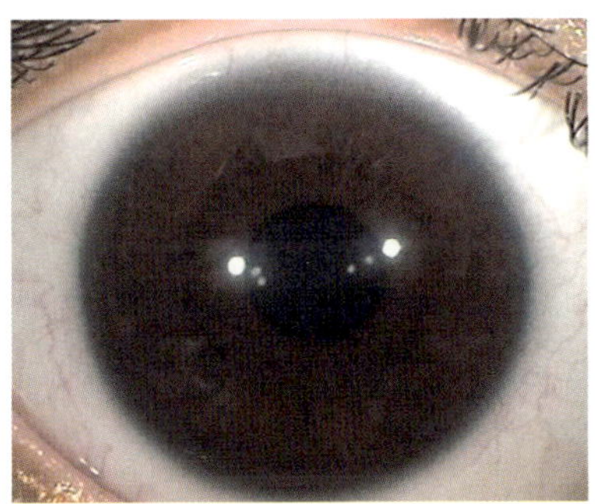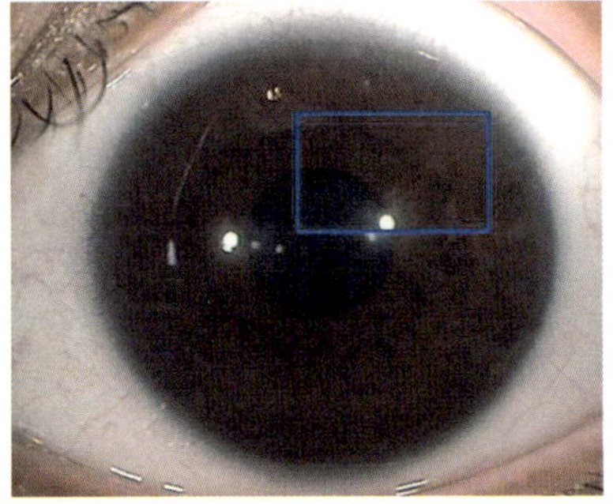

소음인-세로토닌 유형의 홍채(33세 여성)

비 체질). 한의학에서 '신장'은 방향으로 치면 북쪽을 가리키며 성질로 치면 차가움을 뜻한다. 또한 신장은 물 '수'를 의미하기도 하는데, 신장이 강하다는 건 차가운 기운이 항진된다는 뜻이며, 그 반대로는 소화기능이 매우 약하다는 뜻이다. 즉 소음인은 네 가지 체질 중 비위기능이 가장 약하다.

홍채 특징 | 소음인의 홍채는 네 가지 체질 중 가장 어두운 갈색을 나타낸다. 몸이 가장 차가운 '한'체질인 점도 홍채의 색깔을 어둡게 한다. 갈색이거나 어두운 갈색, 심지어 검은색으로 보인다면, 대부분 소음인이다. 만약 손발이 얼음장처럼 차갑다면 더더욱 그럴 가능성이 높다. 반대 체질로 열이 많은 소양인의 홍채 색깔이 노랗거나 밝게 보여 홍채구조도 잘 보이는 반면, 소음인은 홍채의 색깔이 워낙 어두워 구조가 잘 보이지 않는다. 소음인이 지닌 건강상의 가장 큰 약점은 위장인데, 위장은 홍채의 한가운데에 있는 동공의 가장자리 360도 반경과 접하는 가장 안쪽의 영역이다. 소음인의 홍채는 바로 여기에서만 허약조직이 발견될 뿐(사진 속 네모 부분) 그 외의 홍채부위에선 허약조직이 거의 보이지 않는다. '소음인 수음체'와 가장 유사한 '태음인 목양체'처럼 대장이 약하게 나타나는 경우도 잦다. 소음인은 기본적으로 '한'체질이라 심장 기운도 부족하고 교감신경 흥분성도 낮다. 세로토닌은 많이 나오지만 흥분성 호르몬인 아세틸콜린 분비는 적어 자율신경환이 가늘거나 약하게 나타난다. 거의 소실된 경우도 많다.

태양인과 도파민

사상체질 중 태양인은 가장 드문 체질이다. 전체 체질 중 1퍼센트 미만이라는 자료도 많다. 그러나 홍채진단으로 분류해보면, 현재는 10~15퍼센트 정도 된다. 도파민은 뇌의 전압, 즉 힘의 원천이다. 뇌의 힘이 넘치는 사람은 아무래도 그 수가 많지 않다. 《뇌체질 사용설명서》에서는 도파민 체질이 세계 인구의 약 17퍼센트라 했다. 저자는 도파민 체질이 일에 강한 집중력을 보이고 일에 대한 자부심도 강하다고 말한다. 도파민이 너무 많이 생산되면 지나치게 긴장하고 충동적이며 흥분과 힘을 주체하지 못한다고 한다. 도파민 체질의 가장 중요한 특징은 합리성이다. 인간의 합리성은 가장 높은 차원의 지적 능력이며 이는 뇌에서 전전두엽이 그 기능을 담당한다. 그러나 그 반대로 도파민 체질은 감수성이 떨어져 다른 사람들이 느끼는 감성을 잘 이해하지 못한다고 한다. 이성적 사고가 지나치면 사고과잉을 넘어 사고분열에도 이를 수 있다. 흔히 천재들이 보이는 양상이다.

태양인은 홍채유전체질에서 전전두엽이 가장 활성화된 체질이고, 그래서 전전두엽 타입(Prefrontal type)으로 불린다. 이른바 뇌의 '영성'이 발달했다고 하는데, 흔하지는 않지만 분열증성이다. 이제마는 태양인이 희노애락 중 애(哀)의 정서반응이 가장 높다고 했다. 또한 폐기능이 항진되어 호흡이 좋고 그 호령하는 기운이 강하다고 했다. 도파민 체질은 강한 집중력을 이용해 주도적으로 움직이며 문제해결 능력이 강하다. 비전을 제시하는 데 능하고 피곤을 모르며, 남들보다 잠이 없는 체질이다. 육체적으로도 충만감을 쉽게 느끼는데 이것이 과잉되면 기독교에서 말하는 '성령 충만'이나 매우 영적인 상태에 몰입되기도 한다.

모든 일에서 스스로 즐거움을 찾을 수 있어, 사사로운 예의나 세상 법
칙에 둔하다. 이는 특출한 예술가에게서 많이 나타나는 현상이다. 한편
도파민이 과잉되거나 폐의 기운이 넘쳐 지나친 자신감에 휩싸이다 보
면 자기 이외의 사람과 세계에 대해 끝없는 연민의 정을 느낀다. 그래
서 희노애락 중 슬픔을 가리키는 '애'의 감정을 세상에 대해 품게 되는
것이다. 그리하여 세상을 자기 식으로 좌우하려는 의지를 불태우기도
한다. 박정희 전 대통령을 태양인으로 보는 이유도 여기 있다.

태양인은 폐기능이 강하고 도파민 분비가 과다해 육체가 감당하기
어려울 정도의 에너지를 쓰게 된다. 그 결과 체내에서 많은 독성이 발
생해 간기능을 해친다. 간기능이 약해 폐기능이 강해지거나, 폐기능이
강한 결과 간기능이 약해지는 운명을 타고난 체질이다. 건강이 균형을
이루려면 도파민 분비를 촉진하는 모든 육류 섭취를 억제해야 한다. 태
양인이 도파민 보충에 필수적인 육류와 지방을 많이 섭취하면 도리어
머릿속이 혼란스러워지고 폐기능이 항진되면서 근육의 힘을 유지해주

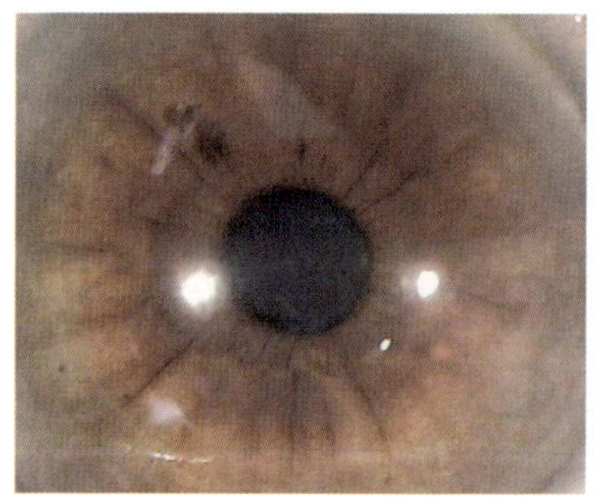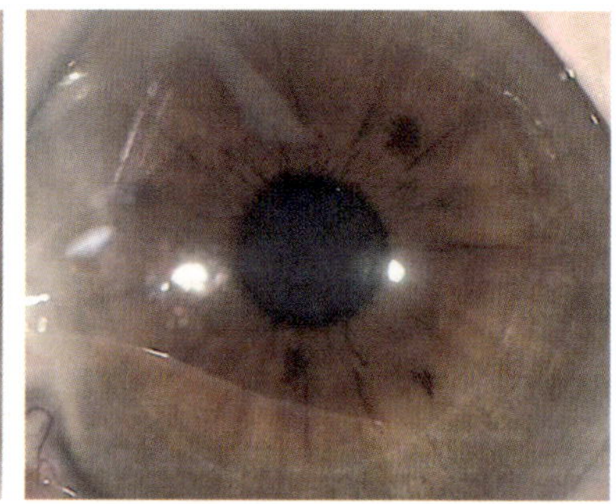

태양인-도파민 유형의 홍채(81세 여성)

는 간기능이 손상되어 전신무력증이나 근무력증이 갑자기 나타날 수 있다. 육류와 지방 섭취가 대장에 독성을 축적하고 그 독성을 감당하지 못해 심한 알레르기 반응과 아토피 같은 피부 질환이 악화된다. 간에 부담을 주는 독성 유발 식품을 금하고 과일과 채식 등으로 해독기능을 강화하면 태양인이 겪는 질환들 대부분은 사라진다(폐〉간 체질).

사상체질과 홍채진단이 현대인들이 겪는 가장 흔한 질병에 해답을 주는 이유도 이런 원리와 관련된다. 알레르기, 두드러기, 아토피, 근무력증, 파킨슨병 치료를 위해 유전적 체질을 고려하지 않는다면 그 해결은 요원할 것이다.

홍채 특징 | 태양인의 홍채는 소양인과 소음인의 중간 정도의 색깔을 띤다. 즉 밝은 갈색이기도 하고, 부분적으로 어두운 갈색을 띠기도 한다. 유럽 홍채의학에서는 혼합색(mixed color)의 홍채를 '간담도 기능 허약성' 홍채라고 한다. 특히 홍채의 여러 곳에서 색소반점, 독성반점 등이 보인다. 태양인 홍채진단의 결정적 요소는 자율신경환 안쪽의 위장과 장 영역 전체에서 바깥쪽보다 어둡고 진한 갈색의 중심성 독성색소가 나타난다는 점이다. 태양인은 간이 허약한 체질이라 우측 홍채 8시 간영역에서 허약조직, 열공, 임파면역 허약조직, 홍채섬유 감소 등의 소견이 보인다. 자율신경환은 소음인과 소양인의 중간 정도인 보통의 굵기와 상태를 보인다.

팔체질의 뇌호르몬 타입과
홍채유전체질의 완성

사상체질·팔체질·뇌호르몬 타입을 종합하는 홍채진단

사상체질에 대한 이해 없이 팔체질을 활용하기란 거의 불가능하다. 팔체질은 사상체질에 그 뿌리를 두고 있으며, 팔체질의 침치료 역시 한·열·조·습, 한의학의 음양오행이론을 기본 근거로 활용하기 때문이다. 또한 뇌호르몬 타입을 적용하는 데도 사상체질은 매우 중요한 근거가 된다.

굳이 사상체질이나 팔체질이라는 용어를 사용하지 않더라도, 인간의 체질은 세계 공통으로 열체질·한체질·습체질·조체질로 분류가 가능하다. 인체의 환경에 대한 계량적 척도로는 온도와 습도 말고는 아무 개념도 없다. 온도의 높고 낮음, 습도의 많고 적음이 인체 내의 환경에서는 열과 한 그리고 습과 조로 분류되는 것이다. 뇌호르몬의 종류가 아무리 많아도 임상적으로는 아세틸콜린, 세로토닌, 가바, 도파민의 기본 네 타입으로만 분류하는 것과 유사하다. 그리고 이 두 가지 기본 개

넘을 연결시키면 열-아세틸콜린, 한-세로토닌, 습-가바, 조-도파민
이 된다. 이로써 사상체질이 팔체질로 자연스럽게 분화되는 구조가 마
련된다.

새로운 한의학이 홍채진단을 만나면!

내 경험으로 볼 때 홍채진단을 통해 체질현상의 가시적 이미지를 관
찰해 이룬 성과는 단순히 체질을 정확히 분류하는 데서 끝나지 않는다.
홍채를 통해 정확히 체질을 진단할 수 있게 되자, 체질진단에 오차가
없다는 믿음으로 최선의 치료가 이뤄질 수 있었다. 그 결과 홍채유전체
질과 팔체질 분류를 통해 시행하는 체질침치료의 임상적 성과가 가시
적으로 드러났다. 요컨대 홍채진단을 수용한 한의학은 '새로운 한의
학'이 되었고, '과학적으로 설명 가능한 의학'이 되었다. 무엇보다도 동
일한 진단에 의해 동일한 치료가 가능한 길이 열렸다. 즉, 누구나 홍채
를 보고 체질을 분류할 수 있도록 체질의 오장육부 강약을 실제적으로
이해시키는 도표가 완성된 것이다.

2004년에 완성한 〈R.S.I.A 홍채유전체질표〉가 그것이다(220쪽). 완성
한 지 한참인데도 이 도표를 이제야 발표하는 것은 2009년 6월 5일에
야 홍채 이미지를 네 가지 타입으로 분류하는 나의 체질분류 연구가 발
명특허를 획득했기 때문이다. 늦은 듯해도 이제부터가 시작이다. 침 10
개가 만드는 기적이 시작된다.

소양인 열체질은 '조'성과 '습'성을 포함한다. 또 반대되는 '한'체질을 제외한 '조'체질·'습'체질과 공통연합을 형성하기 때문에 열조체질과 열습체질로 다시 분류된다. 이때 열조체질은 팔체질의 토음체가 되고 열습체질은 팔체질의 토양체가 된다. 뇌호르몬 타입은 아세틸콜린 체질이면서, 아세틸콜린과 도파민이 우세한 토음체와 아세틸콜린과 가바가 우세한 토양체로 다시 분류된다. 이를 홍채로 확인해보면 아래와 같다.

소양인 토음체의 홍채(R, R)

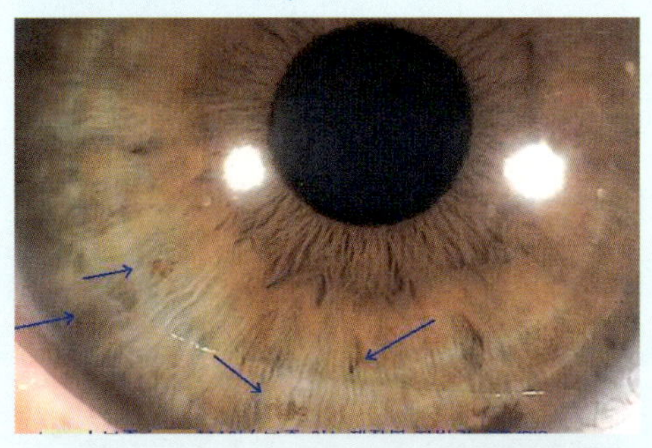

44세 여성. 부종과 지방간 증상. 5~7시 비뇨·생식기영역과 7~8시 간영역에 홍채섬유 치밀도가 낮은 허약조직이 많았다. 이는 신장과 간의 허약을 의미한다. 화살표 부위에 색소반점과 동공 주위 자율신경환 안쪽에 중심성 독성색소로 갈색이 나타나는데, 이는 간의 독성을 의미한다. 신장과 간이 약한 소양인 토음체에 해당한다.

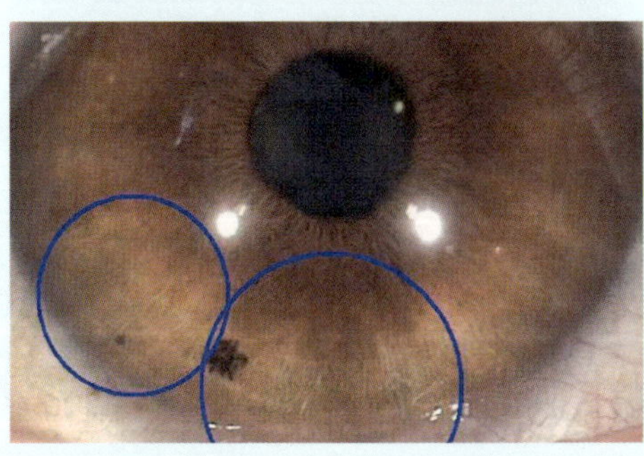

51세 여성. 41세 조기 폐경과 고지혈증 호소. 6시 신장영역과 7시 간영역에 홍채섬유 치밀도가 낮은 허약조직이 보이는데 이는 신장과 간의 허약을 의미한다. 자율신경환 안쪽에서 진한 갈색으로 전형적 중심성 독성색소를 나타내면서 신장과 함께 간도 허약함을 보여주고 있다.

소양인 토양체의 홍채(R, L)

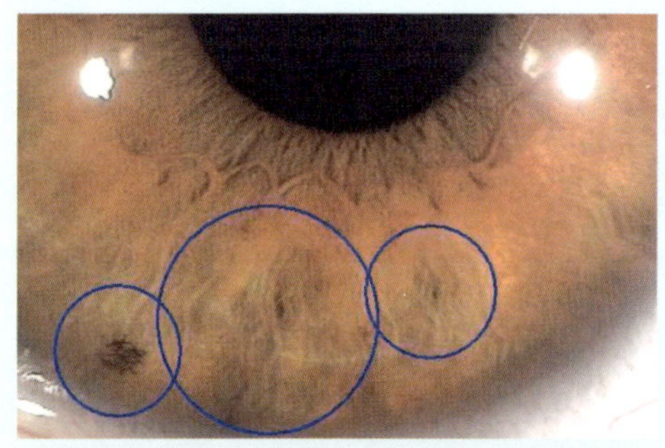

19세 여성. 자궁염증 호소. 소양인에게서 전형적으로 나타나는 밝은 갈색 홍채와 6시 신장영역과 5시 자궁영역에 허약조직이 보인다. 6시 30분 영역의 색소반점이 방광 허약을 나타낸다.

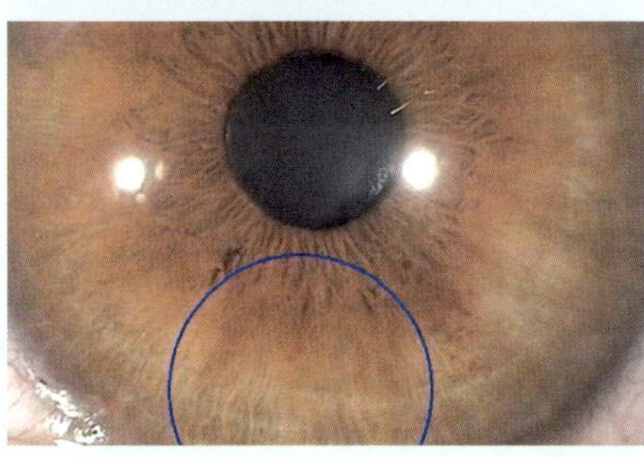

46세 남성. 요통 호소. 홍채의 색깔은 밝은 갈색이며, 6시 신장영역의 홍채 섬유 치밀도가 매우 낮다. 요통을 호소해 소양인의 특징인 신허 요통으로 진단하여 토양체 보신＋보방광방 체질침을 놓자 통증이 즉시 사라졌다.

● 태음인은 목음체와 목양체로 나뉜다

태음인 습체질은 '열'성과 '한'성을 포함한다. 또 반대되는 '조'체질을 제외한 '열'체질·'한'체질과 공통연합을 형성하기 때문에 습열체질과 습한체질로 다시 분류된다. 습열체질은 목음체가 되고 습한체질은 목양체가 된다. 뇌 흐르몬 타입은 가바 체질이면서, 가바와 아세틸콜린이 우세한 목음체와 가바와 세로토닌이 우세한 목양체로 다시 분류된다. 이를 홍채로 확인해보면 아래와 같다.

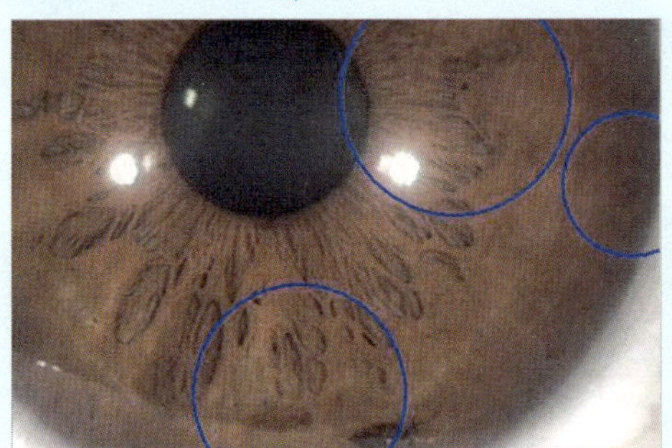

43세 여성. 왼쪽 가슴의 통증 호소. 3시 심장과 폐 영역 허약조직은 호흡기 질환과 심장성 흉통을 유발하며, 6시 신장 영역의 허약조직과 함께 폐와 신장이 허약한 목음체 진단의 기준이 된다.

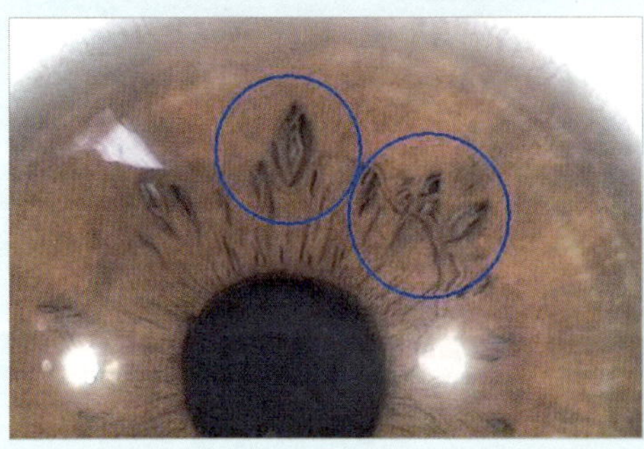

38세 여성. 극심한 두통과 집중력장애 호소. 12시와 1시 뇌영역의 깊은 열공과 음와가 극심한 두통, 현기증, 집중력장애를 암시하며, 밝은 갈색의 홍채색과 강한 자율신경환은 간과 심장이 강하고 폐와 신장이 약한 목음체의 특징을 나타낸다.

 4 내 몸의 약한 곳만 알아도 평생 건강하게 산다

태음인 목양체의 홍채(R, L)

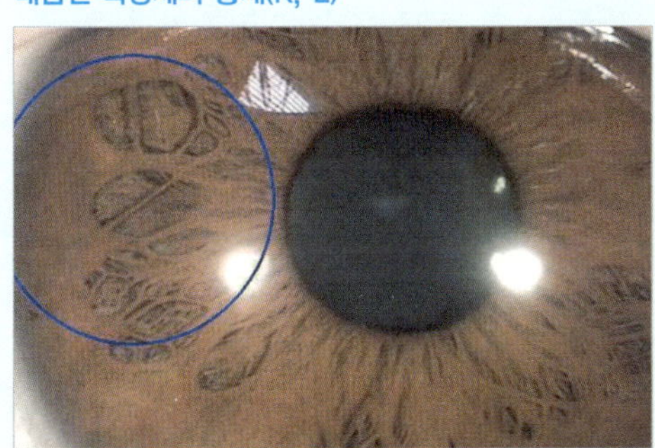

37세 여성. 폐렴과 골반염을 호소. 태음인의 특징인 결합조직 허약체질로 9시 폐영역의 심각한 허약조직과 3시와 6시 대장영역에도 허약조직이 많다. 팽창 확대된 자율신경환도 태음인이 갖는 한 특징이다. 밝은 갈색의 홍채 색이 전형적 목양체를 나타낸다.

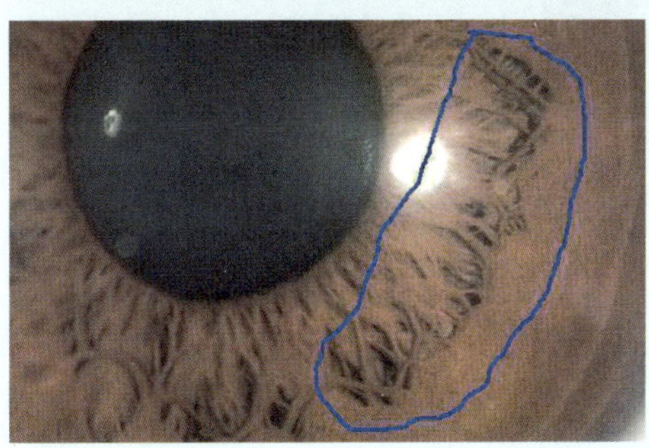

32세 여성. 만성설사를 호소. 3~5시 대장영역의 많은 허약조직과 음와는 만성대장염이나 신경성대장증후군이 있을 때 나타나는 전형적 홍채구조다. 폐와 대장이 허약한 태음인 목양체다.

●소음인은 수음체와 수양체로 나뉜다

소음인 한체질은 '습'성과 '조'성을 포함한다. 또한 반대되는 '열'체질을 제
외한 '습'체질·'조'체질과 공통연합을 형성하기 때문에 다시 한습체질과 한
조체질로 분류된다. 한습체질은 팔체질에서 수음체가 되고 한조체질은 팔
체질에서 수양체가 된다. 뇌호르몬 타입으로는 세로토닌 체질이면서, 세로

소음인 수음체의 홍채(L, L)

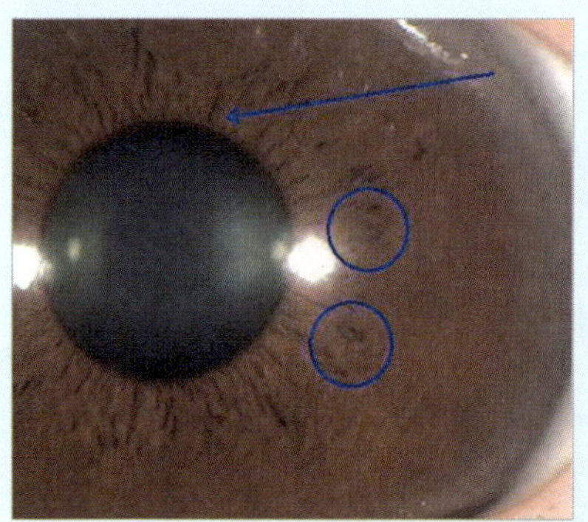

52세 여성. 만성 위축성 위염 증상과 대장용종
발견. 화살표가 가리키는 위영역에 작게 갈라진
허약조직들이 위장점막 표면의 허약상태를 의미
한다. 위염이 심할수록 갈라진 허약조직이 늘어
난다. 3~4시 대장영역의 원 표시 안에 있는 작
은 허약조직 음와는 대장내시경에서 대장용종으
로 드러났다. 수음체는 태음인 목양체와 유사하
다. 소음인 수음체의 전형성을 가장 잘 보여주는
홍채 사진이다.

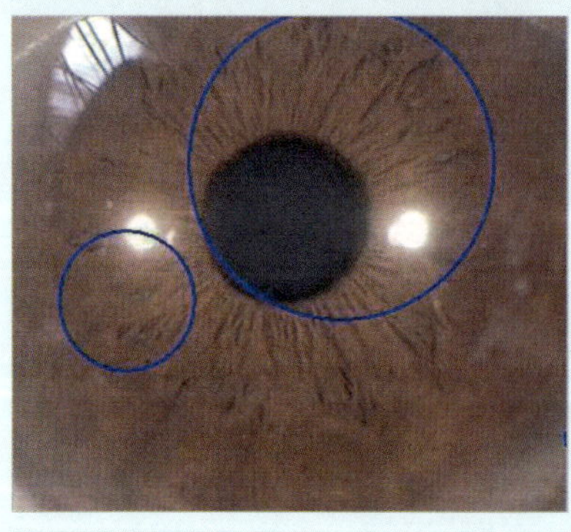

49세 남성. 소화불량과 설사 증상. 큰 원 표시
안에 짧게 갈라진 작은 선들이 위장 허약조직이
며, 이는 소음인들이 겪는 대표적 증상이다. 태
음인들이 여러 곳에 큰 허약조직 열공이 나타나
는 것과 대조적이다. 8시 영역 작은 원 표시 안
의 음와는 소장 허약을 의미한다.

   4 내 몸의 약한 곳만 알아도 평생 건강하게 산다

토닌과 가바가 우세한 수음체와 세로토닌과 도파민이 우세한 수양체로 분류된다. 이를 홍채로 확인해보면 아래와 같다.

소음인 수양체의 홍채(L, L)

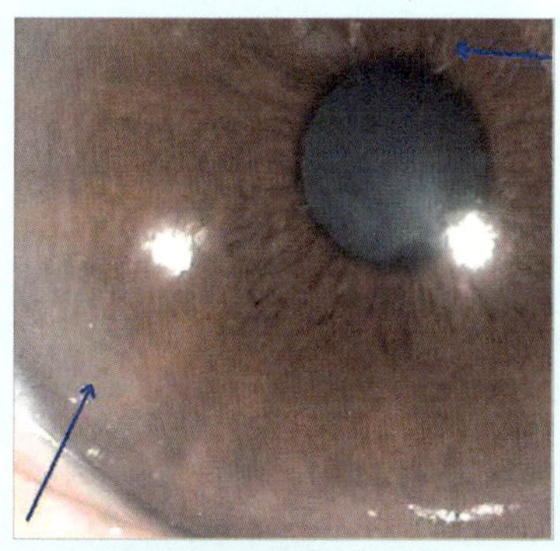

71세 여성. 만성소화불량, 위염과 고지혈증 호소. 10년 전 위용종이 발견되었고 15년 전 담낭 수술을 받았다. 수음체와 수양체는 홍채 색으로 확실한 구별이 가능하다. 수양체는 홍채의 색이 급격히 탁해지면서 진한 갈색이 된다. 수음체에 비해 몸이 더 냉하고 순환장애나 간대사기능 저하 등을 호소한다. 위쪽 화살표는 위장 점막의 퇴행성 노화를 의미하는 진한 갈색이 위장영역에서 나타남을 보여주고, 아랫쪽 화살표는 간영역을 가리키는데 고지혈증으로 인한 콜레스테롤링이 심한 회색으로 나타나고 있다.

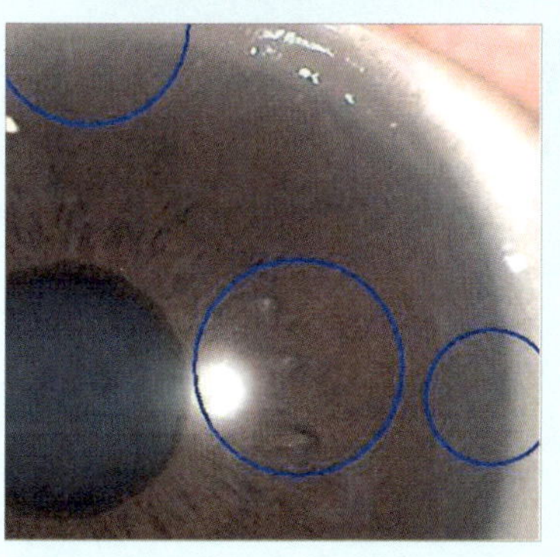

57세 여성. 소화불량, 협심증, 심계정충, 고지혈증 호소. 홍채 전반에서 허약조직이 전혀 나타나지 않는다. 단지 3시 영역에 3개의 작은 구멍이 보인다. 대장과 심장 영역이 겹치는 부위다. 이는 환자의 선천적 심장 허약을 의미한다. 3시 바깥쪽 작은 원 표시 부분에 짙은 회색이 나타난다. 고지혈증과 심장 허약 체질이 만나면 비만이나 고혈압 없이도 협심증이나 심근경색증이 발병한다. 최근 가슴통증을 호소해 관상동맥 검사 후 확장술을 시술받았다. 홍채 색은 수음체보다 진한 갈색이며 위장영역이 전체적으로 좁아 소화능력이 매우 약함을 의미한다.

●태양인은 금음체와 금양체로 나뉜다

태양인 조체질은 '열'성과 '한'성을 포함한다. 또 반대되는 '습'체질을 제외한 '열'체질·'한'체질과 공통연합을 형성하기 때문에 조열체질과 조한체질로 다시 분류된다. 조열체질은 팔체질의 금양체가 되고 조한체질은 팔체질의 금음체가 된다. 뇌호르몬 타입으로는 도파민 체질이면서, 도파민과 아세

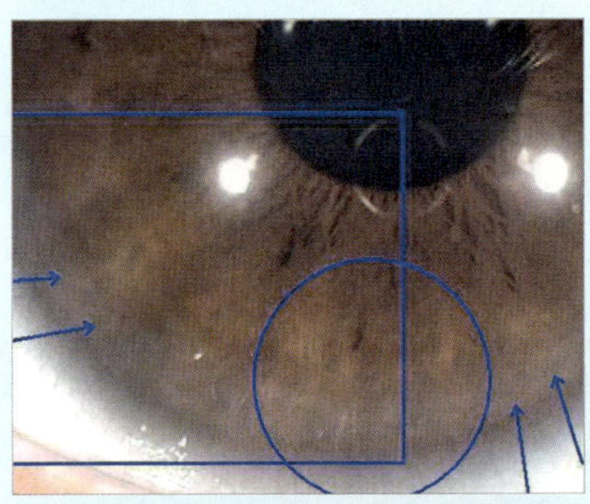

태양인 금음체의 홍채(R, R)

30세 여성. 고콜레스테롤혈증, 피로 극심, 소화불량 호소. 30세인데도 7~8시 간·담 영역에 콜레스테롤링이 형성되어 있다. 즉 이 부위 갈색이 얼룩덜룩 불규칙하다. 간 허약을 보여주는 대표적 홍채 소견이다. 또 6시 원 표시 신장영역에 보이는 아주 작은 결손조직은 신장이 약하다는 의미다. 실제로 최근 신우신염을 앓았다. 홍채 색이 수음체보다 진하고, 수양체와 비슷한 진한 갈색인데 갈색이 지저분하고 탁하며, 홍채 주위 중심 영역에 중심성 독성색소가 나타나 금음체로 확진했다.

56세 남성. 근무력증과 직장하수 호소. 홍채 전체에 특별한 허약조직 없이 홍채 색만 진한 갈색이고 동공 주위 중심 영역에 중심성 독성색소가 있어 금음체로 확진했다. 특히 간영역에 신경긴장선(nerve ring)이 세 겹으로 심하게 형성되어 있는데, 이는 간을 혹사한 흔적이다. 음식도 채식 위주로 해야 했으며, 금음체의 주요 증상인 근무력증과 피로감이 매우 심했다.

틸콜린이 우세한 금양체와 도파민과 세로토닌이 우세한 금음체로 다시 분류된다. 이를 홍채로 확인해보면 아래와 같다.

태양인 금양체의 홍채(R, R)

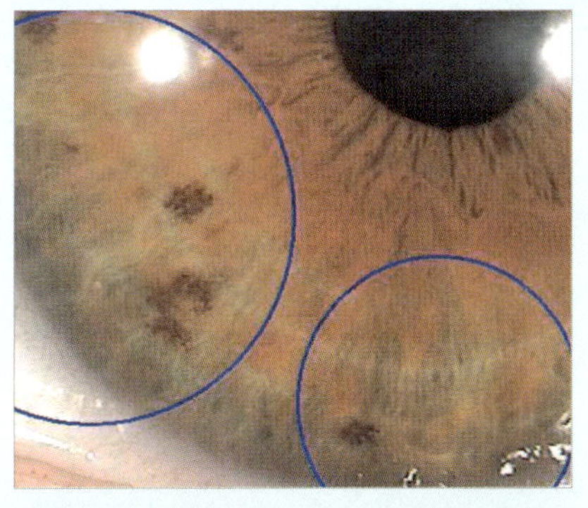

59세 여성. 근무력증과 이명증 호소. 같은 태양인 금음체보다 홍채 색이 매우 밝은 것이 금양체의 특징이다. 특히 7~8시 간·담 영역에 탈색된 홍채섬유 허약조직과 독성색소 반점이 여럿 보인다. 6시 신장영역에서도 허약조직이 보이며 간과 신장이 허약한 금양체의 전형적 모습이다. 이 환자는 금양체 '보간＋사폐' 침을 처방해 이명이 호전되었다.

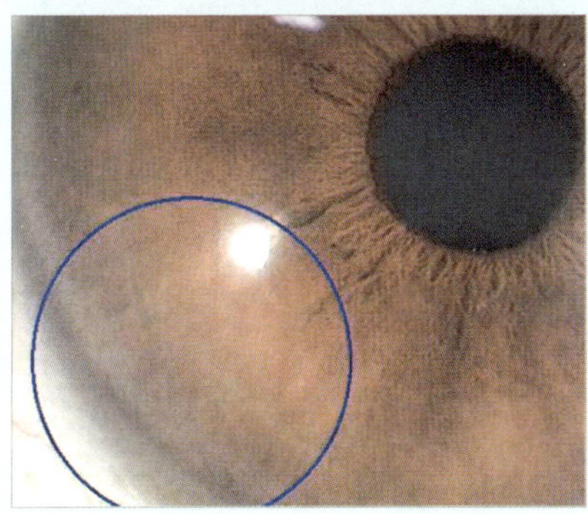

66세 여성. 구갈증, 구강건조증, 무력감, 불안, 가슴두근거림증 호소. 특별한 허약조직 없이 밝은 갈색 홍채로 원 표시선 7~8시 간영역이 다른 영역보다 두드러지게 밝다. 간이 매우 약한 상태임을 의미한다. 회색 콜레스테롤환이 홍채 가장자리에 있는 것은 간에 대사장애가 일어났다는 의미다. 태양인은 조체질이어서 안구건조증이나 구강건조증이 많이 발병하는데, 이 환자는 입이 심하게 마르는 증상이 있었다. 조증을 치료하는 금양체 보간침과 화를 끄는 토양체 사심침 처방 한 번으로 즉시 증상이 멈췄다.

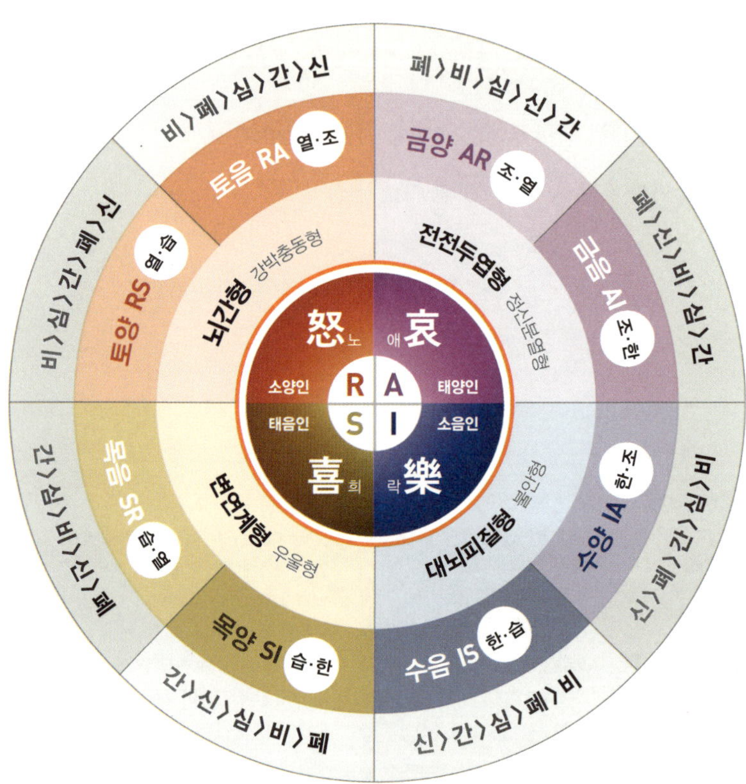

R.S.I.A. 홍채유전체질표

홍채유전체질에 맞춘 건강식단과 생활습관

체질	유익한 것	해로운 것
토음체 R A(열조체)	쌀, 보리, 팥, 녹두 / 오이 및 푸른 채소 / 바다생선과 생굴, 게, 새우, 조개류 등 모든 어패류 / 감, 참외, 파인애플, 바나나, 포도, 딸기 / 초콜릿 / 알로에베라, 비타민E	찹쌀, 감자 / 닭고기, 개고기, 염소고기 / 다시마, 미역 / 사과, 귤, 오렌지, 망고, 토마토 / 인삼, 대추, 벌꿀 / 후추, 고추, 겨자, 계피, 카레 / 생강, 파 / 페니실린 / 비타민B군 / 술, 담배
토양체 R S(열습체)	보리, 쌀, 밀가루, 콩, 팥 / 돼지고기, 소고기, 계란 / 모든 채소 / 생선, 어패류, 민물고기 / 감, 배, 참외, 수박, 멜론, 딸기, 바나나 / 영지버섯, 구기자차 / 비타민E	현미, 감자 / 닭고기, 개고기, 염소고기 / 다시마, 미역 / 사과, 귤, 오렌지, 망고 / 인삼, 부자, 대추, 벌꿀 / 고추, 생강, 파, 참기름, 대추 / 소화효소제, 항생제 / 비타민B군 / 냉수욕
목음체 S R(습열체)	쌀, 대두콩, 밀가루, 수수 / 소고기, 돼지고기 / 민물장어, 미꾸라지 / 무, 도라지, 연근 등 근채류, 견과류 / 배, 멜론 / 커피, 우유, 설탕, 알카리성 음료 / 마늘, 호박, 버섯 / 율무, 녹용 / 비타민 A·D	모든 바다생선, 어패류 / 배추, 메밀, 고사리 / 감, 체리, 청포도, 모과 / 초콜릿, 코코아 / 오가피, 인삼 / 포도당주사 / 냉수욕
목양체 S I(습한체)	쌀, 메주콩, 밀가루, 수수 / 소고기, 닭고기 / 민물장어, 메기 / 무, 당근, 연근, 토란, 도라지 / 배, 사과, 수박 / 호두, 잣, 밤 등 견과류 / 커피, 우유, 설탕, 알카리성 음료 / 마늘, 호박, 버섯 / 인삼, 녹용 / 비타민 A·D·B / 등산, 유산소운동	모든 바다생선, 어패류 / 배추, 메밀, 고사리, 배 / 감, 모과, 체리, 청포도 / 초콜릿, 코코아 / 알로에 / 포도당주사 / 수영
수음체 I S(한습체)	현미, 찹쌀 / 닭고기, 염소고기, 개고기 / 감자, 옥수수, 참기름 / 미역, 다시마 / 사과, 귤, 오렌지, 망고, 토마토 / 후추, 고추, 겨자, 계피, 카레, 파, 생강 / 인삼, 대추, 벌꿀 / 산성 음료 / 비타민B군	보리, 팥 / 돼지고기, 계란 / 오이 / 생굴, 게, 새우 등 모든 어패류 / 참외, 바나나, 딸기, 청포도 / 초콜릿 / 알로에 / 맥주, 모든 냉한 음료 / 수은 / 비타민E / 담배 / 사우나
수양체 I A(한조체)	현미, 찹쌀 / 닭고기, 염소고기, 개고기, 소고기 / 감자, 옥수수, 참기름 / 미역, 다시마 / 사과, 귤, 오렌지, 망고, 토마토 / 후추, 고추, 겨자, 계피, 파, 생강 / 인삼, 대추, 벌꿀 / 비타민B군	보리, 팥 / 돼지고기 / 오이 / 생굴, 게, 새우 등 모든 어패류 / 감, 참외, 수박, 바나나, 딸기, 파인애플 / 맥주, 구기자차 / 영지버섯 / 수은 / 비타민E
금음체 A I(조한체)	쌀, 메밀 / 고등어, 갈치, 조기, 조개류 등 모든 바다생선과 어패류(새우, 생굴 제외) / 배추, 양배추, 상추 등 모든 푸른 채소 / 오이, 고사리, 김 / 포도, 복숭아, 감, 앵두, 참외, 파인애플, 딸기 / 겨자, 생강, 후추 / 초콜릿, 코코아 / 오가피 / 포도당주사 / 수영	소고기, 닭고기, 개고기, 염소고기 등 모든 육식과 민물고기 / 인공조미료 / 밀가루, 수수 / 무, 당근, 연근, 토란, 도라지 등 근채류 / 배, 사과, 멜론, 밤, 잣, 은행 / 커피, 녹차, 설탕, 알카리성 음료 / 호박, 버섯, 마늘 / 녹용 / 비타민 A·D·E / 등산, 사우나
금양체 A R(조열체)	쌀, 보리, 메밀, 팥, 녹두 / 고등어, 갈치, 조기, 조개류와 게, 새우, 생굴 등 모든 바다생선, 어패류 / 배추, 양배추, 상추 등 푸른 채소 / 오이, 가지, 참쑥, 고사리 / 딸기, 바나나, 복숭아, 체리, 감, 참외, 모과 / 초콜릿, 코코아 / 알로에 / 포도당주사 / 산책	소고기, 닭고기, 개고기, 염소고기 등 모든 육식과 민물고기 / 인공조미료, 가공 음료수 / 밀가루, 수수 / 무, 당근, 연근, 토란, 도라지 등 근채류 / 배, 사과, 멜론, 밤 / 커피, 녹차, 설탕, 알카리성 음료 / 고추, 마늘, 호박, 버섯 / 인삼, 녹용 / 비타민 A·D·B / 술, 담배 / 등산, 사우나

MBC 〈모닝스페셜〉에서 홍채진단을 받은 사람들
백지연 아나운서와 이재용 아나운서

〈모닝스페셜〉은 10년 전에 큰 인기를 끌던 MBC TV의 아침 생방송이다. 특히 백지연 아나운서의 카리스마 넘치는 진행과 이재용 아나운서의 부드러운 진행이 잘 어우러져 세간에 화제가 되었다. 내가 이 프로그램 작가로부터 전화를 받은 것은 2000년 1월 초였다. 한 주 후 〈모닝스페셜〉에 출연해 '홍채학'에 관한 이야기를 들려달라는 것이었다.

사실 그 2년 전쯤 MBC 다큐멘터리 제작팀이 한의원을 찾아 '홍채진단과 치료'에 관한 내용을 취재해 간 적이 있고 그것이 건강 다큐멘터리 프로그램에 잠깐 소개되었다.

이번에는 생방송이라, 이른 새벽 방송국에 도착했다. 백지연 아나운서를 직접 만난 건 처음이었다. 매우 세련된 모습에 자신감 넘치는 백지연 아나운서는 화면에서 보던 것보다도 더 스마트하고 차가웠다.

제작진은 미리 두 아나운서의 홍채 사진을 일반 카메라로 찍어 확대해놓은 상태였다. 이재용 아나운서는 외모에서도 드러나듯 태음인이었고, 백지연 아나운서는 어두운 갈색(dark brown) 홍채를 지닌 걸 보니, 몸이 매우 냉한 소음인이었다. 홍채 색이 너무 검은 갈색이라 소화기능이 약하고 혈액순환장애가 심하겠다고 말해주니 맞다고 긍정하면서 늘 심한 두통에 시달린다고 했다. 소음인 수양체는 대부분 몸이 냉해 소화장애가 많고 심장이 약해 산소 공급이 부족한 체질이다. 긴장을 잘하고 두통도 쉽게 찾아온다. 또한 성격은 매우 치밀하고 완벽주의를 지향하는 내향적 성격을 갖는다. 소음인 수양체는 모든 일에서 완벽을 추구하는 유형으로, 전문직 분야에선 성공할 가능성이 가장 높은 체질일 것이다.

홍채유전체질 용어로 소음인은 언어지능형이다. 대뇌피질이 발달되어 언어사고 능력이 탁월하다. 반면 몸이 냉하며 혈액순환장애가 쉽게 온다는 특징이 있다. 한의학 용어로는 소음인 수양체를 '한조(寒燥)' 체질로 보는데, 그만큼 쌀쌀맞고 까칠한 유형이다. 계절로 치자면 차갑고 건조한 한겨울을 떠올리면 된다. 머리는 냉철하고 가슴은 싸늘하고, 몸은 차가운 현대적 지성인들에게서 많이 발견되는 체질이다. 그녀는 아나운서 직업에 딱 맞는, 더 나아가 독보적 세계를 구축할 수 있는 체질을 타고난 것이다.

내가 홍채의학을 전국적으로 알리는 데 가장 기여한 건 아마 〈모닝스페셜〉이 아니었을까 생각한다. 겨우 30분 출연했을 뿐인데도, 전국적으로 유명세를 타서 단번에 나는 '홍채의사 박성일'로 온 세상에 알려졌다. 환자들만이 아니라 홍채진단기를 만드는 기업가들, 연구자들까지 내가 있는 대전으로 몰려왔다. 환자와 손님만 넘쳐난 것이 아니라, 풀어야 할 수수께끼도 넘쳤다. 옷 안주머니에 서울의 유명하다는 종합병원 진단서를 꼭꼭 숨긴 채 "홍채만 보면 안다며? 한번 맞혀봐!" 하는 눈빛으로 나를 바라보는 환자들이 줄을 이었기 때문이다.

그렇게 몇 년을 정신없이 보냈다. 고생스럽기는 했지만 진단서까지 들고 와준 환자들 덕에 엄청난 임상자료가 쌓였고, 덕분에 나의 홍채진단은 점점 더 정확도를 높여갔다. 그리하여 2002년에는 보건복지부로부터 홍채진단이 한방 의료행위로 인가받았다.

5

홍채진단과 침 10개가
만나 이룬 기적

홍채로 진단받고 침으로 치료받은 사람들 이야기

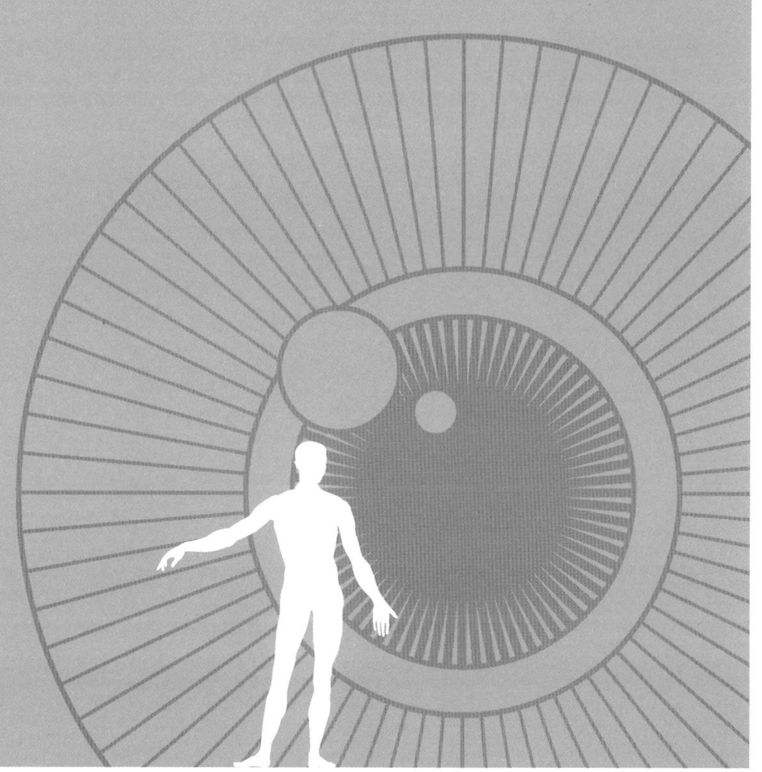

15년 두통이 목양침 한 번으로 사라지다

태음인 목양체의 만성두통 치료

의사가 환자를 치료하고 완치를 선언하는 것은 의사라는 직업이 가져다주는 기쁨 중 하나다. 그래서 간혹 외과의사가 부러울 때가 있다. 병든 곳을 도려내고 나면 환자나 의사나 얼마나 해방된 느낌일까. 그러나 만성 질환 또는 퇴행성 질환은 분명 '질병'임에도 불구하고 완치라는 해방감은 없다. 조심스럽게 관리하고 건강에 해를 끼치지 않도록 다스려나가는 것이 최선인 경우가 많다.

구미에 사는 56세 남성 K씨는 만성적 두통으로 2010년 봄에 우리 한의원을 찾았다. 얼굴이 쉽게 달아오르고 어지럽기도 하며, 특히 두통이 오면 참기 힘들다고 했다. 게보린 같은 진통약도 효과가 없고, 대구와 부산 등지에서 유명하다는 병원과 한의원은 다 다녀봤다고 했다. 뇌파 검사 결과는 정상이었고, 몇 년 전부터는 고혈압이 있어 혈압강하제를 복용 중이었다. 그가 두통을 무려 15년 앓았으니 어디 가보지 않은 병원이 있겠느냐고 했다. "박성일한의원에 오면 홍채를 보고 한약을 지어 준다더라" 하는 이야기를 듣고 찾아온 것이었다. 키 165센티미터에 체중은 75킬로그램인 비만형이었다.

환자의 몸과 만나는 그 시간이 소중하다

우선 홍채를 검사했다. 밝은 갈색인 걸 보면 태음인 같았다. 자율신경환 근처 홍채의 12시~1시 30분 영역에 뇌허약조직 2개가 보였다. 난치성 두통을 호소하는 환자들에게서 가장 많이 나타나는 홍채 소견이었는데, 이는 뇌동맥류성 두통을 가진 환자의 홍채와도 유사했다.

홍채진단 결과 그는 태음인 목양체였다. 환자는 머리가 아파서 온 것이지만, 팔체질에서 '목양체'는 가슴이 답답하면서 숨이 차는 증상과 마음이 쉽게 침체되는 우울감이 빈번하게 찾아온다. 자주 우울한 기분이 들거나 계단을 오르지도 않았는데 숨이 차오르며 가슴이 답답한 경우가 있느냐 물으니, 스트레스만 좀 받아도 불안하면서 우울해지고 숨이 가빠져 매우 힘들다고 했다. 환자는 뭘 이렇게 여러 가지를 캐묻느냐는 표정으로 치료는 되는 것인지, 낫게 하려면 한약은 몇 제나 먹어야 되는지 물었다.

홍채진단을 통해 질병의 치료 가능성을 예측하는 데는 몇 가지 조건이 있는데, 그중 첫째는 홍채를 통해 나타나는 유전적 약점과 체질적 허약상태가 현재 환자에게 고통을 주는 질병 혹은 증상과 연관성이 높을수록 회복 가능성이 높다는 점이다. 즉 체질적 증상은 체질치료를 통해 거의 회복된다는 의미다. 나는 석 달 정도 한약을 복용하면 체질도 강화되고 증상도 없어질 것이라 설명하고, 멀리서 오셨으니 우선 침을 맞아보자고 했다. 그런데 환자가 갑자기 손사래를 쳤다. "내가 유명하다는 한의원 여러 곳에서 침을 수십 번 맞아봤는데 한 번도 효과가 없었습니다." 대전과 구미는 거리도 멀어 침을 맞으러 또 오기도 어려우니 그냥 한약이나 지어달라고 했다.

한의학에서는 침을 맞지 않겠다는 환자에게는 침을 놓지 않는 것이 원칙이다. 환자가 침을 무서워하거나 심리적으로 거부하면 침이 효과를 보기 어렵기 때문이다. 그러나 이 환자같이 통증 질환을 겪는 경우에는 침이 큰 도움이 된다. 정확히 선택한 경혈에 침을 놓고 그 반응을 보는 것만으로도 가장 정밀한 진단이 이뤄질 수 있기 때문이다.

나는 처음 내원한 환자의 경우 홍채진단을 통해 체질이 확정되면 여덟 군데나 열 군데에 침자리를 결정해 침을 놓고, 20분 후에 직접 침을 뽑으면서 내가 기대한 효과가 나타났는지 묻거나 침을 맞은 후의 느낌을 고스란히 표현해달라고 요구한다. 내가 아무런 선입견 없이 침 맞는 순간 몸의 느낌, 침을 맞고 누웠을 때 느낀 몸상태, 20분이 지나 침을 뽑기 직전의 몸상태를 설명해보라고 하면, 사실 환자들은 대부분 의아해한다. 바쁜 원장이 직접 침을 뽑으러 온 것도 놀라운데, 침 맞은 상태를 설명해보라고 하니 더욱 놀라는 것이다. 어떤 한의원에서도 그런 일은 좀처럼 없어서다. 처음 왔는데도 원장을 여러 번 만나게 되니 자꾸 놀라는 것이다.

나는 진료실에서 환자의 맥을 보고 촉진하면서 환자의 '몸'과 만난다. 또한 홍채를 보며 환자의 '눈'과 '깊은 마음'을 만난다. 그리고 침자리를 누르며 또 한 번 환자의 손끝과 발끝 그리고 뼈 사이사이를 만난다. 여기서 끝이 아니다. 환자에게 침을 놓은 뒤 몸의 구석구석을 다시 살핀다. 근육의 이완 정도, 얼굴 표정, 치료 후의 만족감 등을 보는 것이다. 잠깐 동안이지만 이렇게 하면서 의사인 나와 환자 사이의 친밀감은 매우 높아진다. 한 가지 문제는 이러다 보니 한 사람을 진료하는 데 시간이 많이 소요된다는 것이다. 하지만 한의사가 환자를 자세히 살필 때 시간만큼 중요한 것이 또 어디 있겠는가. 환자와 의사가 친밀해지면 처음에는 보이지 않던 것도 나중에는 보이게 된다.

환자가 체질침의 효과를 알게 되다

나는 특히 환자의 눈을 본다. 잠시 홍채를 들여다보지만 그 짧은 시간에 너무 많은 정보를 알게 되어 오히려 내가 혼란스러워지는 경우도 있다. 환자는 사소한 증상으로 찾아왔는데 내가 홍채를 들여다보면 중환자가 된 듯 느끼기도 한다. 반대로 환자는 죽을병에 걸린 줄 알고 찾아왔지만 내가 홍채를 보고 나서 "아이고 걱정 마세요. 100세까지 살 장수체질이세요. 유전적으로 매우 건강하십니다. 지금 증상은 잠시 지나가는 것입니다" 하고 이야기해주면 자신감을 얻게 된다.

침을 맞지 않겠다는 K씨에게 침을 맞지 않으면 한약도 지어드릴 수 없다고 했다. "거참 이상한 한의원도 다 있네" 하면서 마지못해 침치료실 침대에 누웠다. 침을 놓아 환자의 두통을 감소시키지 못하면 내가 도리어 민망해지게 생겼다.

이 환자의 체질은 홍채진단을 통해 태음인 목양체임이 밝혀졌다. 자율신경 검사에서 교감신경과 부교감신경의 비율이 '82:18'로 나왔다. 교감신경계가 극도로 항진된 상태라는 이야기다. 대개 목양체에는 침치료의 기본 처방인 '사간＋보폐방'을 놓는다. '사간방'은 간기운이 항진된 것을 끌어내려 근육과 혈관의 긴장을 진정시키는 작용을 한다. '보폐방'은 침체된 폐기능을 항진해 산소 공급을 촉진하고, 그래서 이내 머리가 맑아진다.

그런데 이 환자는 교감신경이 항진된 상태이니, 우선은 그것을 억제해야 상열감과 흥분성이 가라앉는다. 그래서 오른쪽 손과 발에 토양체의 기본 처방인 '보신방'을 놓았다. 교감신경 항진체질인 토양체 환자는 보신방 네 군데 혈자리에 침을 맞는 것만으로도 깊은 잠에 빠지곤 한다. 교감신경 억제작용이 매우 강해서 양약으로 치면 꼭 혈압약이나 신경안정제를 복용한 것 같은 효과가 나는 것이다.

왼쪽에는 목양체의 기본 처방인 사간방을 놓아 근육과 혈관의 긴장을 이완해야 한다. 혈자리 하나하나에 집중해야 한다. 정성스레 찌르는 침에 환자가 통증을 느껴 긴장하는 일이 없게 해야 하기 때문이다.

20분 후 침을 뽑으러 갔다. 아무것도 묻지 않고 우선 침을 다 뽑았다. 그러고는 물었다. "어떠세요?" K씨는 신기하다는 듯 "15년 두통이 완전히 사라졌어요"라고 대답했다. 만족스런 표정이었다. "다 나은 건 아닙니다. 침의 효과는 며칠밖에 안 갑니다. 열두 번 이상 체질침을 맞아야 체질이 강화되고 신체의 불균형도 회복됩니다." 그러자 그는 "내일모레 또 오겠습니다" 한다. 구미에 사는 사람이 이틀 뒤에 또 대전까지 오겠다는 말이었다. 아무튼 K씨와의 첫 만남은 이랬다.

그 후 다시 침을 맞으러 온 그는, 첫날 침을 맞고 두통이 정말 사라졌다고 강조했다. 나는 그렇지 않을 것이라고, 두통을 일으키는 간열과 심장열을 함께 내려줘야 하니 한약 세 제를 순서대로 복용하라고 당부했다. 이렇게 해서 "15년 됐다"는 난치성 두통 환자의 치료가 막을 내렸다.

2011년 10월 13일, K씨에게 오랜만에 전화를 걸어보았다. 환자가 마지막 다녀간 날이 2010년 5월 11일이니 그 후 1년 반이 된 것이다. 그동안 환자로부터 특별한 연락이 오지는 않았다. 두 가지를 예측할 수 있었다. 침 맞고 한약 먹고 몇 개월 반짝하더니 다시 예전처럼 두통이 찾아왔고, 완전히 치료된 건 아니지만 조금은 좋아졌으니 이 정도로 만족해야지 하며 너그럽게 지낼 수 있다. 아니면 정말로 과거의 심한 통증이 완전히 가서 두통 없이 건강하게 지내고 있을 수도 있다.

이윽고 K씨가 전화를 받았다. "대전의 박성일한의원 기억하시지요" 하고 내가 말을 건넸다. "아, 박 원장님, 제가 두통 환자 여러 명 보냈는데 아세요? 전 두통 다 나았어요. 예전같이 심하게 아프진 않아요."

전화를 건 이유를 설명했다. 1년 반 전에 두통 때문에 침을 맞고 한약을 복용한 후 치료가 되었는지 그 효과를 확인하고 싶었고, 만약 치료가 되었다면 이 책에 K씨의 이야기를 임상사례로 실었으면 해서 전화를 걸었노라고…….

K씨는 자신의 이야기를 임상사례로 사용해도 좋다고 승낙해주었다. 내 마음에도 마침내 해방감이 들었다. 만약 K씨가 두통이 재발했다고 대답했다면 어땠을까? 나는 몇 년간 쓴 이 책의 원고를 앞에 두고 다시 고민해야 하는 수렁에 빠질 뻔했다. "환자가 의사를 만든다"라는 말은 내게는 그저 '말'이 아니라 '실재'이다.

피아니스트의 굽은 손가락을
부드럽게 펴준 체질침

소음인 수양체의 류머티즘관절염 치료

P씨는 피아니스트이자 피아노학원을 운영하는 여성이었다. 2000년 처음 내원했을 당시 46세로 이미 이런저런 증상으로 여러 한의원에 다녔다고 한다. 소화불량이 잦아 주기적으로 한약과 침을 맞던 환자였다. 2004년부터 2009년까지는 우리 한의원에 오지 않았고, 2009년 무릎통증이 심해져 E대학병원에 갔다가 류머티즘관절염 진단을 받았다. 8개월쯤 그 병원에서 처방받은 류머티즘관절염 약을 복용했지만 증상이 나아지지 않고 더 심해져 약을 끊고 치료도 포기한 상태였다. 위의 통증이 심해 더는 양약을 먹기도 어려웠다고 한다. 그러면서 2010년 9월부터 우리 한의원에 다시 오기 시작했다. 류머티즘관절염 치료는 포기한 상태로, 위장장애와 허약해진 몸을 보강하는 한약을 주로 처방해주기를 원했다. 류머티즘을 침이나 한약으로 치료해보겠다는 생각은 전혀 없었던 것이다.

홍채진단 결과 이 환자는 홍채 색이 검은 갈색으로 '소음인 수양체'였다. 수양체는 위가 매우 허약하고 살도 잘 찌지 않는 냉한 체질이며, 류머티즘관절염이 쉽게 오는 자가면역질환 체질이기도 하다. P씨는 성격도 매우 치밀하고 완벽한, 쉬운 말로는 착하면서도 까칠하고 냉랭한 편이었다. 전형적인 한조체(寒燥體)였다. 몸이 차고 건조한 체질이라는 뜻이다. 이런 상태에서 류머티즘관절염이 발병하자 손가락, 손목, 발가락, 발목에 관절 변형이 심하게 오고 관절을 구부리기도 매우 고통스러운 상태였다. 피아노학원을 운영한다고는 했지만 피아노를 치리라고는 생각지 못했다.

소음인 수양체의 관절 질환, 체질침이 독한 양약보다 낫다

2010년 9월부터 우선 위장치료를 위해 체질침을 놓았다. 수양체에게는 대개 위장을 보강하기 위해 사신방과 보위방(위기능을 항진하는 처방)을 놓지만, 수양체의 근본을 강화하기 위해 사신방과 보비방(강심작용으로 심장의 열을 올려 비기가 허한 것을 보하는 처방)을 놓았다. 이것이 바로 수양체의 기본 처방이다. 한조체의 근본을 강화하여 온기와 습기를 도와준다고 생각하면 이해가 쉽다.

P씨는 한 달에 8일 정도 침을 맞으러 왔다. 그렇게 꾸준히 몇 달 침을 맞더니, 하루는 "원장님, 침자리를 바꾸지 마시고 꼭 전에 놓던 자리에만 놓아주세요"라고 했다. 이유를 물으니 집 근처 한의원에서 침을 몇 번 맞아보았는데 아무런 느낌이나 변화가 없었다는 것이다. 그러면서 자신에게 항상 놓던 침만 놓아주기를 원했다. 수양체 환자에게 수양체 보신방과 사비방을 놓으면 당연히 온몸의 상태가 나아지고 손발이

따뜻해지며 소화기능도 좋아지는 효능이 있다.

그렇게 또 몇 달이 지나고, 이번에는 내가 환자에게 물었다. 변형되고 구부러지지 않는 관절로 지금도 피아노를 치고 있느냐고. P씨는 놀랍게도 피아노 레슨을 하루에 세 명 정도는 한다고 했다. 류머티즘관절염 양약을 끊고 체질침을 3~4개월 맞은 후부터 관절이 왠지 부드러워져 다시 피아노를 치기 시작했다는 이야기였다.

나는 환자들에게 특별히 오라고 하지도 않고 가라고 하지도 않는다. 특히 만성 질환인 경우에는 지속적 체질 강화가 필요하고 그것은 환자가 선택해야 할 부분이기 때문이다. P씨의 이야기를 들으니 내가 좀 무심했다 싶었다. 환자보다 내가 더 침에 대해 믿지 못한 꼴이 아닌가. 양약으로도 못 고친 류머티즘관절염이니 침을 대체 얼마나 맞아야 회복될지 나로서도 자신하지 못했던 것이다.

그런데 P씨가 놀라운 사실을 귀띔해주었다. "원장님, 전 침을 3일간 연속해서 맞으면, 9일 동안은 몸이 아주 가볍고 관절도 부드러워져서 피아노도 치고 살림하기도 훨씬 좋아요. 그런데 이틀만 맞으면 침효과가 며칠 못 가요." P씨의 차트를 다시 뒤져보았다. 7, 8, 9일 오고 18, 19일에 오는 식이었다. 나도 알아차리지 못한 침과 몸의 비밀을 환자가 알려준 셈이다.

요즘 P씨의 손가락 관절은 몰라보게 상태가 좋아졌다. 얼마 전 환자는 "양약을 복용하면서 침을 안 맞는 것보다는, 양약을 끊고 침을 맞는 게 내 관절에는 훨씬 좋아요"라며 그 나름의 결론까지 내려주었다. 독한 양약이 위와 간에 부담이 될 수 있는 소음인 수양체를 보노라면 이제 양약도 체질 특성에 따른 맞춤약을 써야 하는 시대가 아닌가 생각된다. 체질과 상관없이 동일한 질환이면 동일한 약을 쓰는 서양의학의 치료는 이제 구석기 시대의 의학이 될 가능성이 있다.

성인 아토피는
금양침 열다섯 번으로 해결!

태음인 체질의 아토피 · 건선 치료

공기업에 근무하는 38세 K씨가 처음 한의원을 방문한 날, 그의 얼굴은 자세히 들여다보기 불편할 정도로 아토피·건선 증상이 심했다. 붉고 건조한 피부 각질이 불규칙하게 얼굴을 뒤덮고 있었고, 눈 주위와 입 주위의 얇아진 표피는 가려움증이 심했다. 청소년들에게서 자주 나타나는 심한 아토피 증상과 비슷했다.

3년 전 아토피가 발생했고, 최근 2주 전부터는 갑자기 악화되었다고 했다. 청소년 시절에는 전혀 아토피가 없었으며, 다만 결혼 전 닭볶음탕을 먹고 심하게 고생한 기억이 있다고 했다. 병력으로는 영아 시절 폐렴과 초등학교 5학년 때부터 만성간염 보균 상태라고 했다.

간도 약한 상태에서 심한 아토피·건선까지 있어 과연 치료가 될까 싶은 생각도 들었다. 홍채진단을 해보니 태음인 체질이다. 아토피·건선은 두 가지 체질에서 가장 많이 발생하는데, 태음인과 태양인이다.

태음인은 습성 아토피, 태양인은 건성 아토피다. 태음인은 폐를 다스려야 하고, 태양인은 간을 다스려야 한다. 그러나 태음인인데도 간이 약한 경우 아토피·건선·습진 등의 피부질환이 쉽게 회복되지 않는다. 즉 태음인은 본래 간이 실한데 그것이 허약해지고 허한 폐가 도리어 실해지면 다른 체질보다 쉽게 피부질환이 발생하고 회복도 어렵다. 피부면역에 구멍이 발생한 것이다.

얼굴상태가 너무 심해서인지 환자는 촬영을 부담스러워했다. 얼굴 촬영은 좀 회복된 뒤에 하기로 했다. 그러면서 치료 기간이 얼마나 소요되는지 물었다. 급성기 치료, 완해기 치료, 회복기 치료까지 총 세 달 정도 예상된다고 했다. 일주일에 두 번 침치료를 하기로 하고, 한 달에 한 번 상태를 점검하기로 했다. 환자에게 세 달이라고 말하기는 했지만, 이는 사실 환자의 몸이 의사인 나의 치료를 도와주지 않으면 불가능한 기간이었다. 아무튼 환자의 몸을 믿고 가보는 것이다.

침과 약과 음식에 대한 반응을 살펴가며 꾸준히 치료

한약은 급성기에는 거풍습약(한방에서 사용하는 식물성 스테로이드 한약-백선피 등)을, 완해기에는 청열약(염증 치료성 한약-금은화 등)을 처방했다. 침치료는 급성기에는 금양체 보간방과 사비방을, 완해기에는 목양체 사간방과 보폐방과 보대장을 계획했다. 첫 한 달 동안 약 30퍼센트가 회복되었고, 둘째 달에는 염증반응을 완화하기 위해 청열약을 처방했는데 회복과 악화를 반복했다. 본체질 처방인 사간방과 보폐방으로 침치료를 하고 청열약을 쓰니 피부반응이 좀 더 악화되는 듯했다. 음식반응을 보기 위해 고등어 식사를 이틀, 소고기 식사를 이틀 하도록

해 아프고 가려운 느낌이 더 심해지는 식사가 어느 것인지 확인했다. 태음인 체질인데도 소고기 식사에 악화반응을 나타냈다.

완해기 치료를 시작하고 2주째 들어섰을 때 처방을 바꾸어, 완전한 금양체 치료를 했다. 한약은 보간약을 중심으로 처방하고, 침을 놓은 지 11일째 되는 날부터는 금양체 보간방과 사대장과 사위방을 놓았다.

그렇게 침을 놓은 지 15일째 되는 날 피부는 거의 정상으로 돌아왔고, 19일째에는 완전히 회복되었다. 약속한 세 달이 지났다. 근무 중 잠시 짬을 내 침을 맞으러 오는 환자라 더는 불편을 끼치면 안 된다는 생각이 들었다. 자신의 병을 잊고 본래 생활로 돌아가도록 하는 것이 중요한 시점이었다. 그래서 이제 완치되었으니 그만 오라고 했다.

쉽지 않은 과정이었지만, 간신히 '세 달 내 치료'라는 약속을 지켰다. 실은 내가 약속을 지킨 것이 아니라 한의학이, 한국 체질의학이, 홍채의학이 약속을 지킨 것이다. 그리고 신비한 우리 몸이 침자극에 반응을 잘해준 것이다. 늘 그렇듯 세 달 동안 내게 자신의 몸을 맡겨준 환자에게 감사한다.

역시 피부는 간병(肝病)이었다. 태음인도 간이 병들면 피부병이 발생하고, 태양인은 애초 간이 약하니 조금만 균형이 깨져도 피부병이 발생한다.

목양침 맞고 임신에 성공한 불임 환자

태음인 목양체의 자궁근종 치료

33세 P씨는 불임증과 자궁근종을 치료하기 위해 우리 의원을 찾았다. 2010년 가을에 결혼했는데 세 달 만에 자궁근종이 있다는 진단을 받았다. 자궁 바깥쪽에 발생한 근종의 크기가 9센티미터와 4.5센티미터라서 호르몬 요법을 한 달 시행했는데 그래도 계속 근종이 커져 그해 12월 개복수술을 했다. 그런데 문제는 이듬해 5월에 또다시 3센티미터 크기의 근종이 발견된 것이었다. 다시 수술을 하기도 호르몬 치료를 하기도 걱정되었고, 이제 나이도 있어 임신을 해야 하는데 잘 안 된다고 했다.

암은 아니지만, 양성종양이나 낭종 등의 세포 발생이 과잉항진되는 이유를 체질에서 찾을 수 있다. 환자의 홍채를 보니 임파면역이 허약하고, 자궁과 난소 등 생식기 결합조직이 유별나게 허약한 전형적인 태음인 허약체질이었다. 태음인 중에서도 목양체였다.

결합조직이 약한 경우 해당 부위에 양성종양이나 신생물질이 쉽게 발생한다. 결합조직 허약체질이란 해당 조직의 신경계, 임파계, 혈관계 조직이 선천적으로 약하고 따라서 기능이 저하된다는 의미다. 또한 태음인 목양체는 폐기능이 약하고 간기능이 항진되는 체질로, 선천적으로 세포의 발생기능(간기능)은 강하고, 수렴기능(폐기능)은 약해 살도 잘 찌고 체격도 큰 편이지만, 세포 단위에서 불균형이 발생하면 종양이나 낭종 등 세포의 이상증식이 빈번하다. 이러하니 태음인이 결합조직이 허약하거나 임파면역조직이 허약하면 종양의 발생 위험은 당연히 높아진다.

침치료로 과잉항진된 세포 발생을 눌러주다

태음인 목양체의 기본 침처방은 앞서도 말했듯이 보폐방과 사간방이다. 폐기능 허약을 강화하고 간기능 항진을 억제하는 치료다. 호흡 촉박, 가슴이 답답하며 숨이 차는 느낌, 폐활량 부족, 조직산소 결핍 증상 등 폐기능 허약상태를 강화하면서 식욕항진과 조직 영양과잉, 대사장애, 순환장애 등의 간기능 항진상태를 억제하는 작용이 있다.

즉 보폐방은 조직에 산소공급을 활성화하면서 폐기능의 상징적 실체인 금(金)기운의 수렴작용을 강화한다. 이는 세포 발생을 억제하는 작용으로 인해 항종양작용과 항암작용을 수행한다. 또 사간방은 금기운의 반대인 목(木)기운(간기능)의 발생작용, 즉 세포분열 발생작용을 억제한다. 보폐방과 사간방이 종양 발생의 이중적 억제를 수행한다고 볼 수 있다.

P씨에게 목양체에 쓰는 보폐방과 사간방 침을 열두 번 시술하면서,

중간 중간 보대장을 추가로 처방했다. 이는 면역기능을 강화하는 작용이 있다. 한약으로는 면역조생탕을 처방했다. 태음인의 면역허약을 보강하면서 배란착상을 도와주는 처방이다. 환자 입장에서는 우선 임신을 빨리 하고 싶어했고, 아울러 다시 생겨난 3센티미터 근종도 더는 커지지 않기를 기대했다.

치료가 모두 끝나고 열흘 뒤 환자로부터 전화가 왔다. 임신 5주가 확인되어 너무 기쁘고 감사하다고 했다. 나는 임신보다는, 빠른 속도로 자라나는 근종에 관심이 있었다. "근종은 어떤 상태라던가요?" 하고 물어보았다. "네. 근종도 더는 자라지 않아서 출산에 지장은 없을 것 같대요." 반가운 소식이었다.

암 발생에 대한 유전적 연구는 많지만, 체질적 상관성은 그리 많이 거론되고 있지 않다. 한의학 체질상 암이나 양성종양은 태음인과 소음인에게 많다. 태음인 목양체와 태음인 목음체 그리고 소음인 수음체 순서로 많다. 모두 폐기능이 약하고 간기능이 항진되는 체질이다. 세포의 발생작용은 강한 반면 수렴작용은 약한 체질이기 때문이다. 홍채진단으로 결합조직 허약체질이나 임파면역 허약체질임이 파악된다면 암 발생 위험이 얼마나 높은 체질인지도 분명히 알 수 있고, 예방을 위한 다양한 방법도 찾을 수 있을 것이다.

홍채의학의 임상 측면에서 보면 암은 허약체질이 원인이다. 또한 노화가 진행됨에 따라 세포 노화를 견디지 못하는 면역 저하가 원인이다. 암환자가 보약을 먹으면 큰일날 것처럼 이야기하는 양의사들의 우려를 이해 못하는 바는 아니지만, 보약의 진정한 의미가 무엇인지, 체질적 실체가 무엇인지 이해하고 나면, 그 우려를 내려놓게 될 것이다.

천식으로 피를 토하던 환자,
목음침으로 낫다

태음인 목음체 허약체질의 폐와 기관지 치료

간호사가 접수하면서 문진한 차트 기록에는 "가슴 쪽이 좋지 않고 상담 후에 한약 복용을 원함"이라고 되어 있었다. 51세의 K씨는 체격이 좋았지만 피부색은 흰 편이었다. 최근 세 달 동안 객혈을 하는데, 거의 매일 소량씩 출혈이 있어 매우 힘들다고 했다. 양방병원에서 트란자민 같은 지혈제도 복용 중이라 했다. 20세 때는 폐결핵에 감염되어 2년간 항결핵제를 복용해 치료했고, 7년 전부터는 당뇨병 때문에 혈당강하제를 복용 중이었다.

폐결핵 병력에 당뇨병도 있으니 어떤 증상이든 회복 능력은 낮을 가능성이 많다. 폐 부위를 청진해보니 심한 기관지확증으로 인한 잡음이 많이 들려, 과연 치료가 될 수 있을까 걱정이 들었다.

우선 홍채부터 검사했다. 폐·기관지·대장·신장 영역까지 허약조직이 보이는 밝은 색깔의 홍채였다. 태음인 목음체인 것이다. 다행히도 지금 K씨가 겪는 증상들은 다만 유전체질이 허약해서 나타난 것들이었다.

침 한 방으로 숨길이 편안해지다

환자가 한의원에 온 주된 목적은 매일같이 쏟는 객혈을 멈추는 것이었지만, 폐와 기관지 부위가 우선 안정되지 않으면, 아무리 양방에서 강력한 지혈제를 복용하더라도 출혈 부위의 조직이 워낙 약한 상태라 피가 쉽게 멈출 리 없었다. 그러므로 폐기능이 저하된 태음인 체질을 강화하는 것이 중요했다.

태음인 목음체를 위한 체질침을 놓기 위해 침대에 누워달라고 했더니, 누우면 호흡이 불편하니 앉아서 침을 맞겠다고 했다. 침대에 앉아 벽에 기댄 상태에서 열 군데에 침을 놓았다. 3~4분 정도 지나니 이제 누울 수 있을 것 같다며 침을 꽂은 상태로 몸을 내려 누웠다. 그리고 약 15분 후에 침을 뽑기 위해 환자에게 갔더니 쌕쌕거리던 증상이 완전히 사라져 환자의 얼굴이 밝고 편안해 보였다.

침을 맞는 순간의 느낌을 이야기해보라 했더니, 침을 맞자 숨길이 바로 편안해져 누울 수 있었고 누워서도 숨 쉬는 것이 전혀 불편하지 않았다고 했다. 기관지 천식에 많이 쓰는 목음체 보폐방과 사심방은 폐기능을 도우면서도 폐를 건조하게 하는 심장열을 내리는 작용이 있어 호흡곤란과 천식이 쉽게 가라앉는다.

그런데 오늘 당장 객혈이 멈출지는 알 수 없었다. 하지만 가능성이 없지는 않았다. 태음인 목양체였다면 처방에 심장열을 내리는 작용이 없어 지혈작용을 위한 처방을 한약으로 다시 해야 하지만, 목음체는 체질침 처방 자체에 심장열을 내리는 작용이 있다. 운 좋으면 오늘 당장 지혈이 될 것이었다. 어쨌든 단 한 번의 침치료만으로도 호흡이 편해지고 가슴답답함이 사라지니 환자는 객혈 증상은 일단 잊고 행복해했다.

다음 날 오전 그가 부인과 함께 다시 내원했다. 신기하게도 폐에서 넘어오던 피가 멈췄다고 했다. 아직은 처방한 한약을 복용하기 전인데도 피가 멈췄다고 하니, 한약과 함께 침을 좀 더 맞으면 몇 달이나 계속되던 객혈도 완전히 멈출 수 있으리라 생각되었다.

침을 여섯 번 맞는 동안은 피가 전혀 넘어오지 않았고, 익기보음(益氣補陰), 곧 폐의 기를 돕는 황기와 음기를 강화해 지혈작용을 해주는 숙지황 등의 한약을 함께 복용하면서 몸상태가 매우 호전되었다.

이 책을 마무리하면서 몇 달 만에 K씨에게 전화를 해보았다. 여전히 잘 지내느냐 물으니, 그 이후에도 계속 객혈이 없다고, 너무나 좋아졌다고 말해주었다.

처진 눈꺼풀을
곧바로 올려붙여준 금음침

태양인 금음체 여성의 안검하수증 치료

새벽기도부터 선교여행까지, 요즘 격무에 시달리는 직업 중 하나가 '목사'인 듯하다. 덩달아 목사 사모까지 새벽부터 밤 늦도록 바쁘게 움직여야 하니 모름지기 튼튼한 체력이 뒷받침되지 않으면 안 될 일이다. 목사님이 진료를 받으러 올 때면 보통은 사모님도 함께 온다. 그렇게 목사인 남편을 따라왔다가 내친김에 본인도 진료를 받게 된 54세 K씨는 편두통, 소화불량, 수면불량 등 자잘한 증상이 많았다. 얼굴을 보니 오른쪽 위의 눈꺼풀이 눈의 절반이나 가릴 정도로 내려와 있었다. '안검하수증'이었다. 안검하수가 시작된 게 4~5년 전이라 아예 포기하고 지낸다고 했다. 용모가 좋아선지 안검하수가 유독 눈에 띄었다.

홍채를 검사하니 소음인 수양체와 태양인 금음체 중간 정도였다. 위 영역도 약하고 혈액순환도 잘 안 되고 있었다. 홍채의 임파영역에서도 허약조직이 좀 보였다. 식사는 육식을 즐기는 편이고 채식은 별로 좋아하지 않는다고 했다. 탁한 음식을 피하고 채식을 많이 해야 하는 금음체로 체질을 확정했다. 과다한 육식은 도리어 근무력증을 일으킬 수 있다. 체질병이라는 확신이 들었다. 나는 자신 있게 권했다. "안검하수를 치료해드릴 테니 침을 열두 번만 맞으시지요." 피로감도 심하고 소화기능도 약해 보약을 지으러 왔다는 K씨는 아울러 침치료도 시작했다.

금음침 열두 번으로 몸에 수분을 공급하고 심장을 강화하다

안검하수는 태양인 금음체의 주된 증상이기도 하다. 간이 약해 근육의 힘을 유지하는 능력이 부족해지면 안검하수, 자궁하수, 치질 등이 쉽게 발생한다. K씨에게 나는 금음체 보간방과 사폐방을 처방했다. 금음체 보간방은 심장을 강화하는 강심작용도 있어 전신무력감과 피로감을 느끼는 사람에게도 반응이 매우 좋다. 또한 금음체 사폐방은 태양인들의 주된 증상인 조증, 즉 피부건조증이나 안구건조증 등을 치료하는 효과가 탁월하다. 신체조직에 수분을 공급하는 작용이라고 이해하면 쉽겠다. 오른쪽 눈꺼풀이 처진 것이라서 보간방과 사폐방에 놓고, 오른쪽 눈 주위 혈(동자료, 승읍, 어요)에도 침을 놓았다.

20분 후 침을 뽑고 눈을 떠보라고 했다. 처진 눈꺼풀은 온데간데없이 눈이 크게 잘 떠졌다. 피로감이나 무력감도 달아나 몸이 한결 가벼워졌다고 했다. 첫날 바로 처진 눈꺼풀이 반 이상 올라갔다. 자고 나면 다시 좀 내려올 수 있다고 일러두고는 일주일에 두 번 침치료를 받으러 오라 권했다.

며칠 뒤 다시 내원했는데, 처음 침을 맞고 올라붙은 눈꺼풀은 여전히 좋은 상태를 유지하고 있었다. 첫날 놓은 침의 효과가 가장 컸고, 그 후 조금씩 더 올라붙어 열두 번의 침치료가 끝나자 양쪽 눈꺼풀이 별 차이가 나지 않을 정도가 되었다. 그리고 또 몇 달 뒤 내원했을 때 보니 올라붙은 눈꺼풀이 다시 내려오지 않은 상태였다.

수양체와 금음체는 이웃지간이다. 수양체는 '비〈심〈간' 순으로 약하고, 금음체는 '간〈심〈비' 순으로 약하다. 심장이 두 번째로 약하다는 공통점이 있으면서 소음인 수양체는 '비'가, 태양인 금음체는 '간'이 약한 것이다. 수양체는 한조체질이고 금음체는 조한체질이다. 거의 유사한 체질이라는 게 홍채를 보면 확실히 드러난다. 체질이 수양체라도 조증이 심해지면 금음침을 놓고, 금음체라도 한증이 심해지면 수양침을 놓을 수 있는 것이다.

수음침 두 번으로
안검경련이 사라지다

소음인 수음체 여성의 1년 된 얼굴 경련증 치료

눈꺼풀이 파르르 떨리곤 하는 안검경련은 큰 병은 아니지만, 환자 본인에게는 무척 불편함을 주는 증상이다. 흔히 수면 부족이나 과중한 피로로 인해 하루나 이틀 가볍게 눈꺼풀이 떨리다가 어느새 사라지는 게 안검경련이다. 그러나 쉬거나 근육의 긴장이 풀려도 안검경련이 계속된다면, 이는 몇 가지 원인질환이 있기 때문이다. 가장 흔하게는 눈의 각막이나 결막에 붙은 이물질 때문에, 혹은 속눈썹의 자극 때문에 안검경련이 온다. 그러나 어떤 경우에는 뇌출혈이나 뇌종양 때문에 발생하는 신경압박이 원인일 수도 있다. 물론 이때는 눈꺼풀 경련보다 더 심각한 신경증상이 있을 테니 안검경련은 병 취급도 못 받겠지만 말이다. 어찌되었든 오래가는 안검경련은 경추부 근육경직이 풀리지 않거나 안면혈관의 동맥경화로 인해 혈관 옆을 지나가는 신경이 자극을 받아 발생하는 것으로, 결국 노화현상의 일종이다.

천안에 사는 52세 여성 H씨는 소음인 체질이었는데, 안검경련이 계속된 지가 1년이 넘었는데 낫지 않는다며 찾아왔다. 홍채진단 결과 전형적인 소음인 수음체로 나왔다. 몸이 냉하고 소화기능이 약하며 신경이 예민해 스트레스를 잘 받는 체질이다. 경추 부분을 살펴보니 경추와 어깨 부위의 긴장과 경직이 매우 심했다. 안검경련만 있는 게 아니라 오른쪽 입술에도 경련이 있었다. 어깨와 경추의 경직된 근육을 이완시키는 데만 약 15회의 침치료가 필요했다. 그렇게 시작된 치료가 6주 동안 이어졌다. 차츰 근육이 부드러워지면서 안검경련과 입술경련이 약간은 줄었지만, 회복되었다고 볼 수 없는 미미한 정도였다.

H씨에게는 경추부와 어깨 근육이 완전히 부드러워지면 체질침치료를 시작하기로 말해두었고, 그리하여 15회째 되는 날 첫 번째 체질침을 놓았다. 그 얼마 전 안검하수 환자에게 놓았던 금음침이 워낙 효과가 좋았기 때문에, 그리고 H씨 역시 그 환자처럼 기력이 약해 보여 금음체의 보간방과 사폐방을 놓았다. '안검하수든 안검경련이든 비슷한 작용을 하지 않을까?' 하는 요행을 바랐던 게 나의 실수였다. 체질침을 두 번이나 놓았는데도 별 반응이 없었다.

소음인 수음체는 비장·위장과 폐가 약하고(대신에 신장과 간이 실하다), 같은 소음인이지만 수양체는 비장·위장과 심장이 약하다(대신에 신장과 폐가 실하다). 수음체는 폐와 대장이 약하고 수양체는 폐와 대장이 실한 것이다. 같은 소음인이라도 건널 수 없는 큰 강이 흐르는 셈이다. 또한 앞서도 말했듯 '비〈심〈간' 순으로 약한 수양체는 '간〈심〈비' 순으로 약한 금음체와 공통점이 더 많다. 심장이 약하면서 비장이 약하거나 간이 약해 임상적으로는 비슷한 증상을 띠는 경우가 많다. 비장·위장을 먼저 도울지 아니면 간장·담을 먼저 도울지 하는 치료 순서상의 차이는 있지만 수음체(한습체), 수양체(한조체), 금음체(조한체)는 하나의 체질을 공유한다. 바로 '차가운(한)' 체질이라는 점이다.

그런 이유로 H씨에게도 금음체 체질침을 두 번 놓은 것인데 특별한 변화가 없었다.'물론 심하게 긴장되었던 경추부와 어깨 근육은 어느 정도 풀렸는데도 안검경련이 사라지지 않아 근육을 더 강화하려는 의도였는데 효과가 없었던 것이다.

결국 수음침 두 번으로 나아지다

애초 그녀에게 놓아야 하는 해당 체질침을 놓기로 했다. 수음체에 쓰는 사간방과 사담방을 놓은 것이다. '사간'이라는 말은 간기운을 억제한다는 것인데, 간기운이 실할수록 근육에 습이 차면서 근육이 긴장하고 울혈도 많아진다. 결국 '사간방'이란 근육에 울체된 습열이나 담을 제거하는 것, 즉 근육의 혈액순환작용을 좋게 하는 침이다. 그리고 '사담방'은 이 사간방의 효과를 더 강화하는 침이다. 결국 이 침의 목적은 강력한 근육이완작용이다.

수음침은 체질침으로서는 세 번째 침이었다. 금음침 두 번은 기대한 결과를 가져오지 못했고, 그 뒤 세 번째로 놓은 것이다. 20분이 지나 침을 뽑았다. H씨의 얼굴 근육이 전체적으로 이완되었고, 실제로 안검과 입술 떨림이 훨씬 덜하다고 했다. 사흘 뒤 두 번째 수음침을 놓았다. 환자가 얼굴경련이 완전히 사라졌다면서 만족해했다. 물론 추후 열 번 정도 체질침을 더 맞고 나서야 체질 강화가 마무리되었다. 일주일에 두세

번씩 착실한 학생처럼 천안에서 찾아와준 환자에게 미안스러웠는데,
결국 체질침으로 치료가 완료되어 기뻤다.

큰 충격으로 호흡곤란을 겪는
L씨를 고쳐준 토양침

소양인 토양체 환자의 교감신경긴장증 치료

우리 몸은 자율신경계가 교감신경과 부교감신경의 균형을 통해 스스로를 조절할 줄 안다. 만약 몸의 외부에서 응급사태가 일어나 절체절명의 상황이 발생하면, 우리 몸도 특별한 상태를 만들어 그 위기에서 벗어나려 한다. 이럴 때면 교감신경과 부교감신경이 스스로 균형을 깨고, 교감신경의 활동량이 많아지면서 교감신경 긴장상태에 돌입한다. 이 경우 나타나는 증상은 동공산대(瞳孔散大), 심박촉진(心拍促進), 혈압 상승, 말초혈관 수축, 소화기 운동 억제, 혈당 상승, 땀분비 촉진, 입모근(立毛筋) 수축 등이다.

꼭 질병에 걸리지 않았더라도 매우 흥분했을 때나 심한 운동을 하면 이런 현상이 잠시 나타났다가 이내 사라진다. 그러나 외부의 가벼운 요인에도 계속 이런 증상이 나타난다면 그것은 일종의 질병으로, 자율신경실조증이나 교감신경긴장증 또는 신경증이나 노이로제 또는 화병이라 부른다. 이런 증상이 쉽게 나타나는 체질은 사상체질의 기본 네 가지인 '노, 희, 락, 애' 가운데 노〔怒〕의 정서가 가장 강한 소양인이다. 그래서 소양인을 교감신경흥분체질이라 하는 것이다.

자율신경계의 균형이 무너진 L씨

최근 유럽여행을 다녀온 39세의 여성 L씨가 거의 초주검이 된 상태로 어느 날 내원했다. 가슴이 답답하다고 했고, 심장이 심하게 뛰면서 호흡도 곤란하다고 했다. 또한 잠을 잘 수가 없고 다리가 너무 붓고 저려 터질 것 같다고 했다. 급성방광염까지 발생한 상태였다.

자율신경계의 균형상태를 검사해보니 교감신경과 부교감신경 비율이 81:19로 교감신경이 매우 긴장한 상태였다. 왜 이렇게 온몸의 신경이 긴장하고 놀라 있는지 물으니, 2주간 유럽여행을 하는 중 병원에 오기 꼭 열흘 전에 프랑스 파리 근교의 모텔 엘리베이터에 갇히는 사고를 당했다고 한다. 오래된 모텔의 낡은 엘리베이터가 고장 나는 바람에 모두 세 사람이 갇혔다고 한다. 체격이 큰 독일 남성, 함께 여행 간 동료 선생님, 그리고 L씨가 갇힌 것이었다. 외부와 전혀 연락이 닿지 않는 상태로 세 사람이 겨우 들어가는 좁은 엘리베이터 안에서 몸을 움직일 수도, 앉을 수도 없어 체력적으로도 힘들었고 더불어 심한 정신적 충격까지 받은 모양이었다. 그리고 한국에 돌아왔지만, 열흘이 지나도록 거의 넋이 나간 사람같이 지낸 것이었다. 실제로 L씨는 당시 상황을 거의 설명해내지 못했다. 자세한 내용은 다음 날 같이 여행 간 동료 선생님이 치료를 받으러 함께 왔을 때 들은 이야기다. 이 환자 역시 얼마나 놀랐는지 진료실에서 상황을 설명하는 10분 내내 울었다.

　L씨의 홍채를 보니 색깔이 밝은 것이 소양인 체질이었다. 그중에서도 자율신경환의 3시 심장영역에서 허약조직이 나타나는, 전형적인 교감흥분성 체질이었다. 체질과 딱 맞아떨어지는 병을 얻은 셈이다. 소양인은 심하게 놀라거나 긴장하면 신장과 방광에 병이 오고, 소음인은 놀라거나 긴장하면 위장에 병이 온다. 같이 간 동료는 소음인이었는데 가슴떨림, 불면증, 불안증에다 평소 겪곤 하던 위염과 역류성식도염까지 재발한 상태였다.

　L씨의 심장떨림과 호흡곤란 그리고 화병, 분노감, 불면증을 다스리는 게 우선이었다. 소양인 토양체에 대한 기본 처방인 보신방과 사심방을 놓았다. 25분 지나 침을 뽑으러 갔다. 침을 맞자마자 바람이 콧속을 지나가듯 하면서 숨이 쉬어지고 답답한 가슴이 시원해졌다고 한다. 그래서 잠시 단잠에 들었다고 했다. 얼굴에 핏기가 돌면서 매우 안정된 빛깔을 띠었다.

　보신방은 신장기운을 돕는 침이며, 신장기운이란 '한·열·조·습' 중 차가운 기운을 강화해 심장의 열을 내리는 작용을 한다. 차가운 물을 뜨거운 심장에 쏟아 붓는 것과 비슷하다. 자동차로 치면 엔진의 열을 식히는 냉각매인 셈이다. 그러니 열 많고 흥분 잘하고, 화 잘 내는 소양인에게 보신방은 머리를 식혀주고 심장을 평화롭게 하는 명약이다. 이 보신방의 효과를 더 높이기 위해 직접적 사심방, 즉 심장열을 내리는 처방을 더한다. 이 처방은 양방에서 쓰는 혈압강하제, 신경안정제, 수면제보다도 순간적 작용능력이 강하다. 성품이 급한 사람들에게 침을 놓아줄 때면 나는 "소양인 토양체 보신방 침은 침착해지는 침입니다. 도를 닦는 침이지요"라는 설명을 덧붙이곤 하는데, 아무리 흥분하던 사람도 눕혀놓고 토양체 보신방과 사심방을 놓으면 언제 그랬냐는 듯 곧바로 얌전해져서다. 아무튼 L씨는 침 한 방에 잃었던 넋을 되찾고, 숨을 편안히 쉬면서 차츰 심장이 안정되었다. 그러나 밤에 깊은 잠을 잘 수 있을지는 두고 봐야 했다.

다음 날 오전 일찍 L씨가 찾아왔다. 처음으로 깊은 잠을 잤다고 했다. 수면제, 진정제, 안정제, 진통제 한 알 없이 오직 침 10개로 환자는 뜨거운 고통의 화로에서 시원한 시냇가로 돌아와 안식을 취하게 된 것이다. 그래서 이번엔 같이 여행 갔던 동료 선생님까지 데려온 것이었다. 그 덕분에 나도 사건의 전말을 알게 된 것이다.

"신비한 경험"—
H대학교 K교수가 말하는 체질침의 효과

소양인 토양체 보신방이 신기하다며 침의 효과를 선전하고 다니는 지인이 하나 있는데, 대전에 있는 H대학교 K교수다. 어느 때인가 그는 1년 넘게 학교재단을 상대로 양심과 정의에 입각한 법정투쟁을 벌이고 있었고, 동료 교수들은 자기들의 월급을 십시일반 모아 K교수를 지원했다. 긴 법정투쟁 중이니 몸이며 마음이며 지칠 대로 지친 상태였을 것이다. 그런 몸으로 그가 어느 날 나를 찾아왔다. 오래전 일이라 당시의 진료 내용을 나는 정확히 기억하지 못하지만, 그가 남긴 글이 인터넷에 올라 있기에 소개한다.

지난 일주일은 몸상태가 최악이었던 것 같다. 독감에 식도염에 끊임없는 딸꾹질, 코도 막히고 목이 부어 말이 잘 안 나오고, 온몸은 얻어맞은 듯 쿡쿡 쑤시고 전신이 아프지 않은 데가 없었다. 특히 화요일엔 코 먹은 소리로 독서클럽 사회를 보려니 목소리는 안 나오고 온몸은 식은땀에 젖었다. 그래도 임재춘 교수의 강의에 빠져 세 시간이 휙 지나갔고, 피곤함도 잊은 채 글 쓰는 원리를 터득하는 즐거움을 느꼈다.

금요일까지 버텨보았지만 이러다가 무슨 일이 날 것 같아서 오후 수업이 끝나자마자 '박성일한의원'으로 달려갔다. 동네 약국에서 이 약 저 약 먹어봐야 별 소용이 없고, 몸은 점점 쇠약해지고 있었다. 난 어린애처럼 박 원장에게 그냥 몸을 맡기고 싶은 심정이었다. 홍채진단이 끝나자 침대에 눕혀 복부를 눌러본다. 복부에 특별히 통증이 느껴지는 곳은 없었다. 명치 부분이 좀 아팠을 뿐이다.

진단 결과는 기운이 너무 빠졌다는 것. 우선 결린 어깨의 근육을 풀기 위해 침과 물리치료를 받아야 했다. '신비한 경험'은 그 다음 특이한 침을 맞으면서 시작되었다. 박 원장이 직접 침을 놓았다. 누운 상태에서 발과 손목, 명치와 목 등 평소 침 맞는 자리가 아닌 곳에 다섯 개의 침을 꽂았다는 느낌과 함께 의식이 희미해지면서 순식간에 깊은 잠에 빠져들었다.

가위라도 눌린 듯 내 몸은 끝없는 심연으로 빠져드는 것 같았고 주변에 사람들이 오가는 소리가 들리기는 했지만 눈이 떠지지는 않았다. 꿈속에서 나는 침을 꽂은 채 병원 안을 걸어다니기도 했고, 누운 몸 위로 탱크가 지나가듯 울퉁불퉁한 바퀴자국이 새겨지듯 가슴에 압박감이 느껴지기도 했고, 어떤 간호사가 남편과 다투면서 수돗물을 잠그지 않아 물 호스가 터지려는 것을 두 손으로 움켜쥐며 막으려고 안간힘을 쓰다가 결국 물벼락을 맞기도 했다. 나는 수많은 일을 엄청나게 빠른 속도로 꿈속에서 경험하고 있었다. 갑자기 의식이 돌아와 눈을 뜨니 박 원장이 빙그레 웃으며 내려다보고 있다. "잘 잤어요?"

세상에! 한 여덟 시간은 자고 일어난 것 같은데 겨우 15분 누워 있었단다. 이 침이 피술자와 잘 맞아떨어지면 온몸의 교감신경을 잠재워 깊은 잠에 빠져들게 하는 특수한 침술이란다. 그토록 무겁던 몸이 가볍게 느껴졌다. 박 원장의 신비한 침술에 경탄하며 맑은 정신으로 한의원 문을 나섰다.

이튿날, 쓰리던 식도통증은 어느새 사라졌고 하루 종일 딸꾹질도 하지 않았다. 단 하루 만에 독감 기운도 잦아들고 뒷골이 당기도록 심했던 머리 부분의 열기가 사라져 정신이 맑아졌다. 신비한 침술! 박 원장 덕에 이번 주말에 나의 피난처인 산속 작은 집 '독서산방'에 가서 쥐불 놓는 재미를 맛볼 수 있었다.

감사의 말

스무 살에 서울특별시 동대문구 회기동 1번지 경희대학교 한의과대학
과 한방병원에 들어선 지 10년 만에 그곳을 떠나 대구한의과대학에서
교수 초년생을 시작했다. 대구에서는 한방 심계내과학과 임상병리학을
가르쳤고, 몇 년 후 대전대학교 한의과대학으로 자리를 옮겨 역시 심장
과 중풍 내과에서 가르치며 환자들을 보았다. 젊은 전임강사 시절 학생
이 학생을 가르치듯이 했는데도 선생님 취급을 해준 대구한의과대학과
대전대학교 한의과대학의 제자들에게 항상 감사한다.

개인 한의원을 시작한 후에도 대구한의과대학에서 양방 과목인 임상
병리학을 가르쳤고, 진단 분야에서 한의학과 서양의학의 현실적 격차
를 절감하며 어떡하든 한의학에 보다 유용한 진단법을 찾아내 학생들
에게 가르쳐야 한다는 갈망이 있었다. 그때 만난 것이 미국의 버나드
젠센이 쓴 《홍채학(Iridology)》 원서였다. 임상병리학을 가르치느라 매

일 양방병리학 원서를 들추던 때라 영어로 된 홍채학 내용이 한의학 책을 보는 것보다도 수월하게 느껴졌다. 그리고 임상병리학 시간에 홍채학을 스스로 공부하며 가르치기 시작한 것이 벌써 20년 전 일이다. 홍채진단학을 전혀 가르치지 않던 한의과대학에서 조금씩 홍채의학을 강의했고, 2000년대 들어서는 경희대학교 학부생들과 한방내과 대학원생들에게 홍채의학을 간단히 가르쳤다. 20년 전만 해도 한의사들 중 그 누구도 하지 않던 홍채의학을 내가 끈질기게 연구한 것은, 홍채의학 책을 처음 펼친 바로 그 순간 '아! 홍채의학에 한의학을 과학화할 방법이 있겠구나. 서양의학이 접할 수 없는 부분이 바로 홍채진단이구나'라는 직감이 있었기 때문이다.

그 직감 이후 적잖은 시간이 흘러, 이제 '홍채의학'도 하나의 과학적 한의학으로 인정받게 되었다. 이렇게 되기까지 도움을 준 분들, 감사한 분들이 너무도 많다. 우선 120여 년 전《동의수세보원》을 저술한 의성 이제마 선생 앞에 예의를 갖추게 된다. 오늘날의 한의학을 지탱하는 가장 튼튼한 뿌리이기 때문이다. 그리고 이제마의 사상의학을 팔체질로 발전시켜 한국체질의학을 완성한 권도원 선생께도 감사드린다. 한 번도 얼굴을 뵙지는 못했지만 선생님의 논문은 늘 읽었기 때문에 내 마음의 가장 가까운 데 계시는 분이다.

인생에서 가장 기쁨을 주는 것은 나를 직접 가르친 은사님의 칭찬과 격려다. 외롭게 홍채학을 연구하여 발표하는 대구 국제학술대회 발표장에서 발표 내내 내용을 다 들으시고 손을 잡아주시던, 류기원 교수님은 당시 40년 넘게 난치병을 연구하고 치료하던 경희대학교 한방병원

병원장이셨으며 대한한방종양학회와 대한한방성인병학회를 주도적으로 설립해 회장직을 맡기도 하셨다. 후학들에게 난치병과 만성 질환 치료법을 상세히 가르쳐주던 은사님이시다. 이제는 은퇴하셔서 개인 한의원을 운영하며 난치병 환자들을 돌보고 계시다. 또 한 분, 서울 코엑스에서 열린 의료기기박람회의 홍채체질세미나 발표장에 참석해 격려를 아끼지 않으신, 나의 대학 시절 한방병리학 교수님 문준전 교수님께도 큰 감사를 올린다.

현재 경희대학교 한방병원 병원장이신 류봉하 교수님은 한의학을 과학화하는 데 큰 열정을 쏟는 분이시다. 내가 속한 경희대학교 비계내과 교실의 최고 어른으로서 후배와 제자를 사랑하고 격려하는 마음이 얼마나 넓고 큰지, 늘 감사드리고 있다.

경희대학교에는 감사드릴 분이 너무도 많다. 학부 시절부터 수련의를 마칠 때까지 삶과 학문 모든 영역에서 조언을 해주신 이형구 교수님께도 감사드린다. 또 고병희 교수님은 책을 쓰며 체질에 관한 의문이 생기면 전화로라도 여쭈어보던 선배님이시다. 대한한의진단학회 회장이던 박영배 교수님은 홍채진단법을 한방의 진단방식으로, 한방 의료행위로 지정되도록 도와주셨다. 안규석 교수님은 대한홍채의학회 고문을 맡아 한방병리학 실습 과목으로 홍채진단 강의를 이어갈 수 있게 해주셨다.

대전대학교를 떠났지만 그래도 계속 대전에 살며 여기서 한의원을 시작한 것은 꽤 잘한 선택이라는 생각이 든다. 가장 좋은 것은 2005년 학습독서공동체 백북스(100Books)를 만난 일이다. 책을 통해 만난 한남대학교의 현영석 교수님, 강신철 교수님, 김억중 교수님은 21세기를 살면서도 가난한 조선 선비의 안빈낙도(安貧樂道)를 즐길 수 있게 해주었다. 특히 홍채를 통해 뇌체질분류를 공고히하는 데 큰 도움을 준 전자통신연구원의 뇌과학 전문가이자 《뇌, 생각의 출현》의 저자 박문호 박사와의 만남은 너무나 소중한 것이었다. 정신과 전문의 김갑중 병원장이 백북스 강연회에서 한 뇌와 마음에 관한 이야기는 나를 다시금 대학원생으로 돌아가게 해주었다. 백북스 강연에 초대된 그 모든 분이 나의 스승이셨다. 일랑 이종상 화백, 황동규 시인, 정현종 시인, 카이스트의 정재승 교수, 소설가 김탁환 교수, 예술철학자 조중걸 교수, 그리고 특별히 한의학을 뇌과학적으로 해석하는 한의사들에게 격려를 보내신다는 뇌과학자 조장희 박사, 고미숙 박사, 시골의사 박경철 선생, 철학자 강신주 선생 등 이 모든 이가 내게 큰 가르침을 주었다. 아울러 한 달에 두 권씩 의무적으로 읽어야 하는 백북스의 책읽기운동은 내가 이 책을 집필할 수 있도록 수많은 언어와 생각을 만나게 해준 최고의 은인이었다.

대전에는 또한 한국한의학연구원이 있어 한의학에 관한 최신 정보를 가장 쉽게 얻을 수 있었다. 경희대학교 한의과대학 학장을 마치자마자 곧바로 연구원장으로 부임한 최승훈 교수에게도 감사의 말을 전하고 싶다. 그는 내가 운영하는 한의원을 방문해 벽에 붙은 '홍채유전체질표'를 보고, 또 내가 홍채진단을 통한 체질분류로 발명특허를 획득한 사실을 알고는 "대학교에 있는 사람도 하기 힘든 일을 한의원을 운영하면서 해냈다"며 힘을 북돋아주던 친구다. 또한 연구원 내에 한의학연구원 '백북스'를 만들었는데 그곳에서 내가 늘 자랑하는 최선미 박사와 여러 연구원이 한의학의 미래를 위하여 땀 흘리고 있다.

대구한의과대학을 설립한 변정환 총장님과 대전대학교를 설립한 고(故) 임달규 이사장님, 두 분 다 한의사이시다. 한의학도들과 한의사들에게 주는 그 보이지 않는 긍지는 한의학의 역사를 따라 언제까지나 흘러가리라. 참으로 감사드린다. 대구한의과대학에 교수로 있을 때 늘 지적 자극을 주던 생리학교실의 김광중 교수님, 대학부속한방병원장을 하면서도 대전에만 오면 우리 한의원에 들러 격려해주던 정대규 교수님의 우정에 깊이 감사드린다. 특히 경희대학교 동기이면서, 당시 김동규 부속한방병원장님을 모시고 진료와 강의를 하며 젊은 교수 시절을 동고동락했던 고경석, 김영훈, 배정엽 교수는 나의 고맙고 든든한, 영원한 동지이기도 하다.

대전대학교에서도 교수 시절 함께 한의학을 위한 열정을 불태우던 동료들이 있다. 최서형, 김양식, 박쾌환, 이임근 교수가 그들이다. 이들 모두가 지금은 교단을 떠나 한의원을 운영하고 있는데도 석 달에 한 번은 만나 밤새워 토론을 하는 동지들이며, 나의 원고를 미리 읽어보면서 조언을 아끼지 않은 한의학의 혁명가들이다. 감사한 마음을 전한다.

그리고 CHA의과학대학교 통합의학대학원 원장인 전세일 교수님께도 큰 감사를 올린다. 대체의학계의 대부이기도 하지만, 특별히 홍채의학이 한의학과 서양의학의 가교가 되리라 믿고 "홍채학(Iridology)은 '로직(logic)'이라 단순한 의학 테크닉이 아닌, 학문체계다"라고 말하며 홍채를 연구하는 나를 만날 때마다 격려해주셨다. 또한 사상체질을 세계 공통 용어인 'R.S.I.A' 타입으로 표현하는 데 흔쾌히 동의해주셨다. 또한 대한홍채의학회를 설립할 때 공동회장을 맡아준 당시 아주대학 의대의 이득주 교수와 부회장을 맡아준 김상만 교수는 유럽의 홍채학이 한의학 속에만 머물지 않게 한, 열린 마음을 지닌 전문의들이다. 내게는 너무나 고마운 분들이다.

이 책의 내용을 원고 상태일 때 따로 복사본까지 만들어 함께 교정보며 내용을 토의해준 대한홍채의학회 제자들에게 감사한다. 부산의 정양삼 원장, 마산의 김병출 원장. 대전의 김성동 원장과 분당의 임영우 원장이 그들이다. 또한 2007년 《8체질의학의 원리》를 출간한 주석원 원장의 소식을 신문에서 보고 단숨에 달려가 밤늦도록 토론한 기억이 생생하다. 기계공학을 전공했지만 나중에 다시 공부해 한의사가 된 지 몇 년 만에 팔체질의학의 원리를 수학적으로 규명한 그의 책은 나에게 큰 감동을 주었다. 자신의 책 어느 부분이라도 인용하라고 흔쾌히 동의해준 열린 마음에 감사드린다. 그리고 대전의 김호기 원장님은 자신이 경험한 팔체질침의 효과를 개원의에게 열심히 알리는 선배님이시다. 내 논문에 쓰인 의학 통계를 맡아줌으로써 홍채진단의 객관화에 큰 도움을 주신 충남대학교 통계학과 이석훈 교수에게도 감사를 드린다.

요즘도 수시로 전화해 책이 언제 나오냐며 독려하던 많은 선후배 한의사들께 감사한다. 몇 년 전 동아일보에 실린 〈홍채를 보면 몸상태가 보여요〉 기사를 보고 전화를 해와 "당신 같은 후배가 있는 것이 고맙다"며 감격한 목소리를 들려주시던, '사랑의 인술 50년'으로 유명하신 춘천의 임일규 원장님, 대전에만 내려오면 바쁜 와중에도 꼭 우리 한의원에 방문해 한의학계를 향한 열정을 표현하는 대한한의사협회 김정곤 회장님, 내 말만 믿고 부산에선 드물게 러시아 홍채진단기기를 사용했던 홍영표 원장님(지금은 캐나다에 살고 있다)이 이 책의 출간을 기다리고 있다. 이 책의 출간이 그들에게 진정한 기쁨이 되기를 바라 마지않는다.

천년의상상 출판사의 선완규 대표는 거칠고 다듬어지지 않은 이 책의 복잡한 이야기 실타래를 풀기 위해 편집자들(남미은, 김서연, 박정선)과 함께 수고를 아끼지 않았다. 의료기회사 썸텍의 양희봉 회장과 홍채기기 분야의 하경성 본부장 또한 이 책을 완성하는 데 많은 도움을 주었다. 다시 한 번 감사드린다.

참고문헌

· 고미숙 지음, 《동의보감, 몸과 우주 그리고 삶의 비전을 찾아서》, 그린비, 2011

· 김경재 지음, 《폴 틸리히 생애와 사상》, 대한기독교서회, 1994

· 김경조 지음, 《월오 사암오행침요법》, 월오사암, 2007

· 김두종, 《한국의학사》, 탐구당, 1966

· 김선호·고병희·송일병 지음, 〈사상체질분류검사지(QSCCII)의 표준화연구〉, 사상체질의학 회지, 8(1), pp. 187~246, 1996

· 김선형·신미란·김달래·권기록 지음, 〈Laryngograph와 EGG를 이용한 음향특성과 사상체 질 간의 상관성 연구〉, 사상체질의학회지, 12(1), pp. 145~148, 2000

· "뇌와 마음의 구조", *Newton Hightlight*, 뉴턴코리아, 2008. 9.

· Neil R. Carlson 지음, 김현택 옮김, 《생리심리학의 기초》, 시그마프레스, 2006

· 다니엘 G. 에이멘 지음, 안한숙 옮김, 《당신의 뇌를 점검하라》, 한문화, 2002

· 대니얼 데닛 지음, 이희재 옮김, 《마음의 진화》, 사이언스북스, 2006

· 데이비드 이글먼 지음, 김소희 옮김, 《인코그니토(INCOGNITO)》, 쌤앤파커스, 2011

· 랜덜프 네스·조지 윌리엄스 지음, 최재천 옮김, 《인간은 왜 병에 걸리는가》, 사이언스북스, 1999

· 레이 몽크 지음, 남기창 옮김, 《루드비히 비트겐슈타인》, 문학과학사, 2000

· 로버트 베커·게리 셀든 지음, 공동철 옮김, 《생명과 전기》, 정신세계사, 1994

· 루트비히 비트겐슈타인 지음, 이영철 옮김, 《철학적 탐구》, 책세상, 2006

· 맬컴 보위 지음, 이종인 옮김, 《라캉》, 시공사, 1999

· 멜빈 코너 지음, 소의영 외 옮김, 《현대의학의 위기》, 사이언스북스, 2001년

· 바버라 스트로치 지음, 강수정 옮김, 《십대들의 뇌에서는 무슨 일이 벌어지고 있나?》, 해나 무, 2004

· 박문호 지음, 《뇌, 생각의 출현》, 휴머니스트, 2008

· 박영배·김태희 편저, 《한방진단학(II)》 변증, 성보사, 서울, p. 149, 1986

· 박성일 지음, 〈암 질환의 홍채진단적 해석을 위한 이론과 실제〉, 대한홍채의학회지, 1(1), 1998

· 박성일 지음, 〈암의 홍채진단 및 암성체질의 치료홍채학〉, 대한홍채의학회지, 2(1), 2000

· 박성일 지음, 〈홍채진단을 통한 당뇨병의 진단과 치료 및 예방〉, 《KBS건강365》, PP. 104~105, 2004

· Bruce Alberts·Dennis Bray 외 지음, 박상대 외 옮김, 《필수 세포생물학》, 교보문고, 2008

· 브루스 핑크 지음, 맹정현 옮김, 《라캉과 정신의학》, 민음사, 2008

· 샤론 베글리 지음, 이성동·김종옥 옮김, 《달라이 라마, 마음이 뇌에게 묻다》, 북섬, 2008

· 수전 그린필드 지음, 정병선 옮김, 《브레인 스토리》, 지호, 2004

· 슬라보예 지젝 지음, 박정수 옮김, 《HOW TO READ 라캉》, 웅진지식하우스, 2008

· 슬라보예 지젝 지음, 이현우·정일권·김희진 옮김, 《폭력이란 무엇인가》, 난장이, 2011

· 신재용 지음, 《체질 동의보감》, 학원사, 2009

· 안토니오 다마지오 지음, 임지원 옮김, 《스피노자의 뇌》, 사이언스북스, 2007

· 양력 지음, 김충렬·홍원식 옮김, 《주역과 중국의학》(상), 법인문화사, 1994

· 양귀비 지음, 〈Ace genotype과 홍채 체질 상관성 연구〉, pp. 1~2, 17~20, 원광대학교 대학원, 2001

· 앤드루 브룩·돈 로스 편저, 《다니엘 데넷》, 몸과마음, 2002

· 에릭 R. 브레이버맨 지음, 윤승일 옮김, 《뇌체질 사용설명서》, 북라인, 2009

· 에릭 J. 카셀 지음, 강신익 옮김, 《고통받는 환자와 인간에게서 멀어진 의사를 위하여》, 들녘, 2002

· 엘코논 골드버그 지음, 김인명 옮김, 《내안의 CEO, 전두엽》, 시그마프레스, 2008

· 왕기 편저, 김달래 옮김, 《中國體質學》, 정담, 1990

· 요하임 바우어 지음, 이승은 옮김, 《몸의 기억》, 이지북, 2006

· 움베르토 마뚜라나 지음, 서창현 옮김, 《있음에서 함으로》, 갈무리, 2006

· 이제마 지음, 송주상 편역, 《동의수세보원》, 한얼, 1985

· 이제마 지음, 《동의수세보원》, 동의학총서10, 여강출판사, 1992

· 정양삼·김병출 외 지음, 《나를 보는 눈, 건강을 보는 눈》, 웅진닷컴, 2000

· 제럴드 에덜먼 지음, 김창대 옮김, 《세컨드 네이처》, 이음, 2009

· 제럴드 에덜먼 지음, 황희숙 옮김, 《신경과학과 마음의 세계》, 범양사, 1998

· 제럴드 에덜먼 지음, 김한영 옮김, 《뇌는 하늘보다 넓다》, 해나무, 2006

· 《조선일보》, "우울증, 모든 국민 내년부터 정기검진", 2012년 2월 20일

· 조지프 르두 지음, 강봉균 옮김, 《시냅스와 자아》, 소소, 2005

· 주석원 지음, 《8체질 의학의 원리》, 통나무, 2007

· 《중앙일보》, "100만 원만 내면 내 '유전자 비밀'이… 인간 지놈 완전 해독 도전", 2011. 7. 22

· 크레이그 벤터 지음, 노승영 옮김, 《게놈의 기적》, 추수밭, 2009

· 크리스토퍼 레인 지음, 이문희 옮김, 《만들어진 우울증》, 한겨레출판, 2009

· 팽청화 지음, 이상룡·김종석 옮김, 《망진》, 청홍, 2007년

· 폴 틸리히 지음, 차성구 옮김, 《존재의 용기》, 예영커뮤니케이션, 2006

· 하워드 S. 프리드먼·레슬리 R. 마틴 지음, 최수진 옮김, 《나는 몇 살까지 살까?》, 쌤앤파커
  스, 2011

· 후쿠오카 신이치 지음, 김소연 옮김, 《동적 평형》, 은행나무, 2009

· Bernard Jensen, *Iridology*, Bernard Jensen Enterprises, 1982

· H. W. Schimmel, "Constitution and Disposition from the Eye PASCOE", Germany, 1986

· Hauser Karl Stolz, *Information from Structure and Color*, FELKE INSTITUT, Germany, 2000

· Josef Deck, *Differentiation of Iris Markings*, Institute for Fundamental Research in Iris
  Diagnosis, Germany, 1983

· Josef Deck, *Principles of Iris Diagnosis*, Institute for Fundamental Research in Iris Diagnosis,
  Germany, 1982

· Kal Deisseroth, "The Light Fantastic", *Forbes Korea*, vol 90. August 2010

· Ludwig Wittgenstein, *Major Works*, HarperCollins, 2009

· Makarchuk, Integral Iridology Chart, *IRINA MANUAL*, BEXEL KOREA, 1999

· Mats larsson, "Associations Between Iris Characteristics and Personality in Adulthood",

  Biological Psychology. 2007

· Theodor Kriege, A. W. Priest, *Diseases Signs in the Iris*, FOWLER, England, 1985

· 楊力,《皇帝內徑體質養生法》, 中國友誼出版公司, 2010

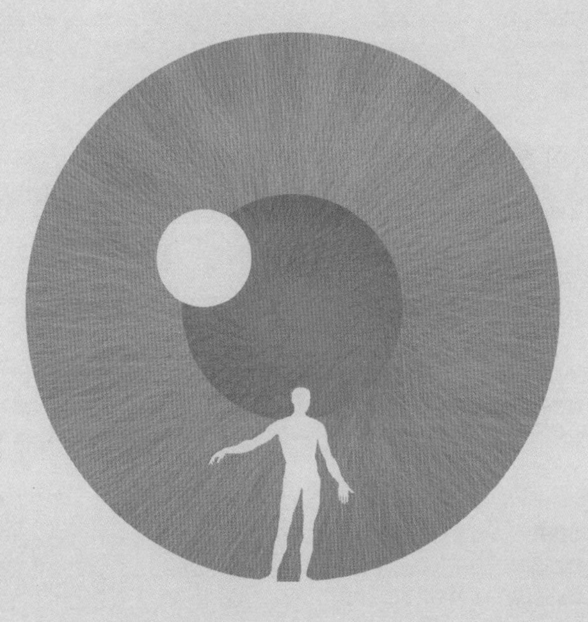

내 눈 속의 한의학 혁명

지은이　　박성일

2012년 6월 11일 초판 1쇄 발행
2019년 10월 31일 초판 3쇄 발행

책임편집　남미은
편집자　　선완규·안혜련·홍보람
디자인　　민진기디자인
용지　　　화인페이퍼

펴낸이　　선완규
펴낸곳　　천년의상상
등록　　　2012년 2월 14일 제300-2012-27호
주소　　　(03983) 서울시 마포구 동교로 45길 26 101호
전화　　　(02) 739-9377
팩스　　　(02) 739-9379
이메일　　imagine1000@naver.com
블로그　　blog.naver.com/imagine1000

ⓒ 박성일, 2012

ISBN　　978-89-968706-1-6 03510